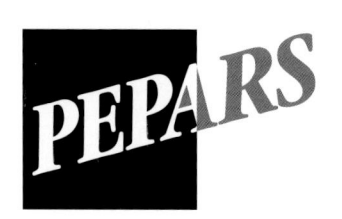

PEPARS

【ペパーズ】
編集企画にあたって…

　本誌でこれまでに取り上げられた熱傷に関する企画は「小児熱傷・特殊損傷必須ガイド」（菅又　章編集，No. 25，2009 年 1 月）と「熱傷の初期治療とその後の管理の実際」（仲沢弘明編集，No. 47，2010 年 11 月）の 2 回あります．今回 9 年ぶりの熱傷に関する企画，「熱傷の局所治療マニュアル」というテーマで編集の依頼をいただきました．

　熱傷創の治療は，早期の創閉鎖に向けて適切な局所療法が求められます．そのためには，熱傷創の診断として，深達度判定が重要となります．従来の主観的な診断から機器を用いた客観性のある診断方法により正確な深度判定ができるようになってきました．局所療法の実際として，総論的に，適切な初期治療を行うために，どういう点について注意して治療にあたるのかその要点について，保存的治療に対しては，熱傷診療ガイドラインをもとに，現在市販されている多くの種類の軟膏の適切な使用方法について，さらに，最近では多くの創傷被覆材が市販されており，熱傷創や採皮創に使用されておりますが，それぞれの被覆材の構造上の特徴から適切な使用方法について取り上げました．熱傷創の感染対策も，速やかな上皮化を図るうえで極めて重要でポイントとなります．また，近年，種々の領域で細胞治療が導入されておりますが，熱傷創に対する細胞治療についても取り上げました．

　後半の部分では，各論的に，特殊部位熱傷の局所治療を挙げました．特殊部位熱傷の成否は，整容的および機能的にも大きく影響し熱傷患者の QOL に大きな影響を与えます．顔面，手，陰部・殿部などこれまでにも多くの記述がありますが，再度，取り上げさせていただきました．また，これまであまり取り上げられなかった眼，眼瞼周囲の熱傷に対する治療法も取り上げました．どの項目も経験豊富な先生方に執筆していただきましたので，読者の先生方の診療に大いに役立つことと思います．

2019 年 10 月

仲沢弘明

JN209363

KEY WORDS INDEX

WRITERS FILE

ライターズファイル（五十音順）

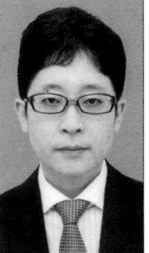

岩尾　敦彦
（いわお　あつひこ）

2009年　長崎大学卒業
　　　　長崎県立五島中央病院，研修医
2011年　長崎大学病院形成外科，修練医
2012年　山口県立総合医療センター形成外科，レジデント
2014年　福岡徳洲会病院，医員
2016年　長崎大学病院形成外科，医員
2016年　同大学病院外傷センター，助教

仲沢　弘明
（なかざわ　ひろあき）

1983年　三重大学卒業
　　　　東京女子医科大学形成外科入局
1985年　同，助手
1991〜93年　米国テキサス大学ガルベストン校シュライナー熱傷センター留学
1994年　東京女子医科大学形成外科，講師
2000年　鹿児島市立病院形成外科，科長
2002年　同大学病院機構災害医療センター形成外科，医長
2004年　東京女子医科大学東医療センター形成外科，准教授
2007年　同，教授
2010年　日本大学形成外科，教授

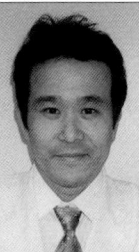

迎　　伸彦
（むかえ　のぶひこ）

1978年　長崎大学卒業
　　　　同大学形成外科入局
1979年　佐世保市立総合病院形成外科
1980年　山口県立病院形成外科
1981年　長崎大学病院
1984年　北九州総合病院形成外科

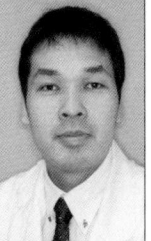

樫村　　勉
（かしむら　つとむ）

2002年　日本大学卒業
　　　　東京女子医科大学形成外科入局
2004年　都立府中病院外科
2005年　埼玉県立がんセンター形成外科
2007年　都立府中病院形成外科
2009年　日本大学形成外科，助教
2018年　同，准教授

根本　　充
（ねもと　みつる）

1992年　北里大学卒業
　　　　同入学病院，研修医
1994年　横浜市立市民病院外科
1996年　神奈川県立こども医療センター形成外科
1997年　北里大学病院形成外科，助手
2003年　埼玉成恵会病院・埼玉手の外科研究所，研修医
2004年　北里大学病院救命救急センター，助手
2008年　同大学医学部形成外科・美容外科，講師
2015年　同，准教授

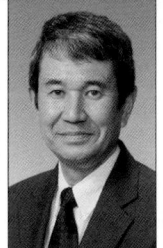

森岡　康祐
（もりおか　こうすけ）

1986年　山形大学卒業
1987年　東京女子医科大学形成外科学教室入局
1988年　日本医科大学救命救急センター
1989年　東京都立荏原病院外科
1990年　東京都立広尾病院形成外科
1991年　鹿児島市立病院形成外科
1999年　同，医長
2002年　同，科長
2005年　同，部長待遇
2008年　同，部長

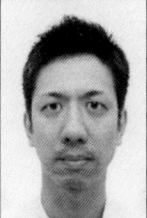

金子　貴芳
（かねこ　たかよし）

2005年　高知大学卒業
　　　　高知医療センター，研修医
2007年　金沢医科大学形成外科入局
2009年　石川県立中央病院形成外科
2010年　小松市民病院形成外科
2011年　金沢医科大学形成外科，医員
2012年　福井県立病院形成外科
2014年　金沢医科大学形成外科，助教
2017年　同，医局長

松村　　一
（まつむら　はじめ）

1987年　東京医科大学卒業
　　　　国立東京第二病院外科
1989年　東京医科大学病院形成外科，臨床研究医
1993年　同，助手
1995年　Division of Plastic Surgery and Department of Surgery, University of Washington に留学
1997年　東京医科大学病院形成外科，助手
1998年　同，講師
2002年　同，助（准）教授
2008年　同，教授
2014年　同，主任教授

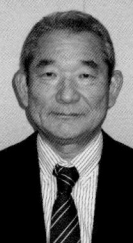

安田　　浩
（やすだ　ひろし）

1984年　産業医科大学卒業
　　　　同大学皮膚科，研修医
1985年　金沢医科大学形成外科入局
1988年　同大学形成外科学教室，助手
1991年　産業医科大学皮膚科学教室，助手
1998年　同，講師
2003年　同大学皮膚科，助教授
2005年　同大学病院形成外科，助教授・科長
2007年　同，准教授
2014年　同，診療教授

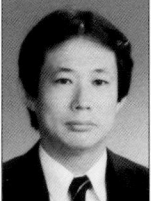

副島　一孝
（そえじま　かずたか）

1988年　筑波大学卒業
　　　　東京女子医科大学形成外科入局
1994年　同，助手
1998〜2000年　テキサス大学ガルベストン校シュライナー熱傷センター留学
2004年　都立広尾病院形成外科，医長
2008年　東京女子医科大学形成外科，講師
2011年　日本大学形成外科，准教授

三川　信之
（みつかわ　のぶゆき）

1991年　東京医科大学卒業
　　　　昭和大学形成外科入局
1995年　同大学大学院修了
1997年　同大学形成外科，助手
1998年　丸山記念総合病院形成外科，部長
2000年　聖マリア病院形成外科
2002年　同，部長
2009年　昭和大学形成外科，専任講師
　　　　Great Ormond Street Hospital for Children, Craniofacial Center (London) 留学
2010年　Necker 小児病院，Craniofacial Unit (Paris) 留学
2011年　千葉大学大学院医学研究院形成外科学，准教授
2016年　同，教授

CONTENTS

熱傷の局所治療マニュアル
編集／日本大学教授　仲沢　弘明

◆編集顧問／栗原邦弘　中島龍夫
　　　　　　百束比古　光嶋　勲
◆編集主幹／上田晃一　大慈弥裕之　小川　令

【ぺパーズ】
PEPARS No.155/2019.11◆目次

「PEPARS®」とは <u>P</u>erspective <u>E</u>ssential <u>P</u>lastic <u>A</u>esthetic <u>R</u>econstructive <u>S</u>urgery の頭文字より構成される造語．

きず・きずあとを扱うすべての外科系医師に送る！

ケロイド・肥厚性瘢痕 診断・治療指針 2018

編集／瘢痕・ケロイド治療研究会

2018年7月発行　B5判　オールカラー　102頁　定価（本体価格3,800円＋税）

難渋するケロイド・肥厚性瘢痕治療の道しるべ
瘢痕・ケロイド治療研究会の総力を挙げてまとめました！

目　次

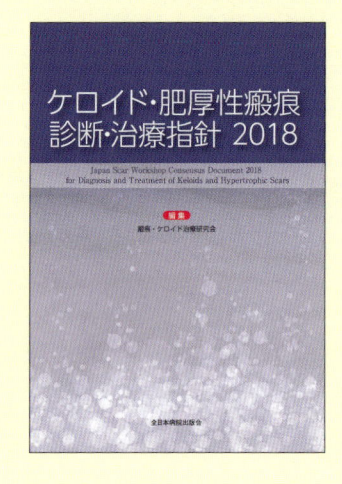

（株）全日本病院出版会

〒113-0033　東京都文京区本郷3-16-4
TEL：03-5689-5989　FAX：03-5689-8030
www.zenniti.com

PEPARS　No.155：1-7, 2019

◆特集／熱傷の局所治療マニュアル

受傷早期の深度判定

樫村　勉[*1]　仲沢弘明[*2]

Key Words：熱傷(burn)，深度(depth)，判定(diagnosis)，レーザードップラー(laser Doppler)，ビデオマイクロスコープ(video microscope)

Abstract　熱傷の重症度は，受傷の面積および深度で判定される．その中でも熱傷深度は，治療方針や後遺症の程度に大きく関わるため，受傷早期に正確な深度判定を行うことが重要である．しかし，正確かつ簡便な判定法がないのが現状である．特に浅達性II度熱傷と深達性II度熱傷の鑑別は容易ではない．正確な熱傷の深度判定の遅れは，誤った治療方針の選択により瘢痕や瘢痕拘縮などの後遺症を残す．本稿では，受傷早期の深度判定について従来行われている方法(肉眼的評価法，capillary refilling の評価，pin prick test など)と各種の機器を用いた定量的な評価法(レーザードップラー計測，ビデオマイクロスコープ，サーモグラフィー，蛍光法など)をまとめて提示する．

はじめに

　熱傷は，依然として頻度の高い外傷の1つであり，外来通院で治療が済む軽症例から，入院や手術を要する重症例まで多彩な重症度を呈する外傷である．熱傷の重症度は，受傷の面積および深度で判定される．その中でも熱傷深度は，創部の治療方針や後遺症の程度に大きく関わるため，受傷後可及的速やかに早期の正確な判定を行うことが重要である．特に浅達性II度熱傷と深達性II度熱傷の鑑別は困難なことが多く，治療方針に深く関与してくる．正確な深度判定の遅れは，適切な治療の選択を誤ることになり，結果として，瘢痕や瘢痕拘縮などの後遺症を招来する．本稿では，熱傷深達度の判定について肉眼的な評価法から各種の機器を用いた定量的な評価法まで詳述する．

───────────────

[*1] Tsutomu KASHIMURA，〒173-8610　東京都板橋区大谷口上町 30-1　日本大学医学部形成外科学系形成外科学分野，准教授
[*2] Hiroaki NAKAZAWA，同，主任教授

熱傷深度(表1，図1)

　熱傷の深度分類は，日本熱傷学会の用語集 2015 (改訂版)により，以下のように定義されている[1]．

- **I度熱傷(Epidermal Burn；EB)**：表皮基底層，真皮乳頭層までの熱傷
- **浅達性II度熱傷(Superficial Dermal Burn；SDB)**：真皮網状層の中層までの熱傷
- **深達性II度熱傷(Deep Dermal Burn；DDB)**：真皮網状層の深層までの熱傷
- **III度熱傷(Deep Burn；DB)**：皮膚全層，皮下組織までの熱傷

　I度熱傷創(以下，EB)は，数日で瘢痕を残さずに治癒する．浅達性II度熱傷創(以下，SDB)は，通常1〜2週間で上皮化し治癒する．一般に肥厚性瘢痕を残さない．深達性II度熱傷創(以下，DDB)は，3〜4週間を要して上皮化するが，肥厚性瘢痕などの醜状瘢痕を残すことが多い．III度熱傷創(以下，DB)は，創縁からのみ上皮化するため，治癒には長期間を要する．一定の範囲を超える DB

表 1. 熱傷深度の分類（日本熱傷学会用語集 2015（改訂版））

	Ⅰ度熱傷 (EB)	浅達性Ⅱ度熱傷 (SDB)	深達性Ⅱ度熱傷 (DDB)	Ⅲ度熱傷 (DB)
損傷組織レベル	表皮基底層 真皮乳頭層	真皮網状層中層まで	真皮網状層下層まで	真皮全層，皮下組織まで
臨床症状	受傷部の皮膚の発赤のみ 浮腫，疼痛を伴う	水疱形成 水疱底真皮赤色 浮腫，強い疼痛あり	水疱形成 水疱底真皮白色 浮腫，知覚鈍麻あり	羊皮紙様，時に炭化 無痛
治癒までの期間	数日で炎症消退	1～2 週間で上皮化し，肥厚性瘢痕を残さない．	上皮化に 3～4 週間を要し，肥厚性瘢痕を残す．	上皮化に 1～数か月以上を要し，肥厚性瘢痕，瘢痕拘縮をきたす．

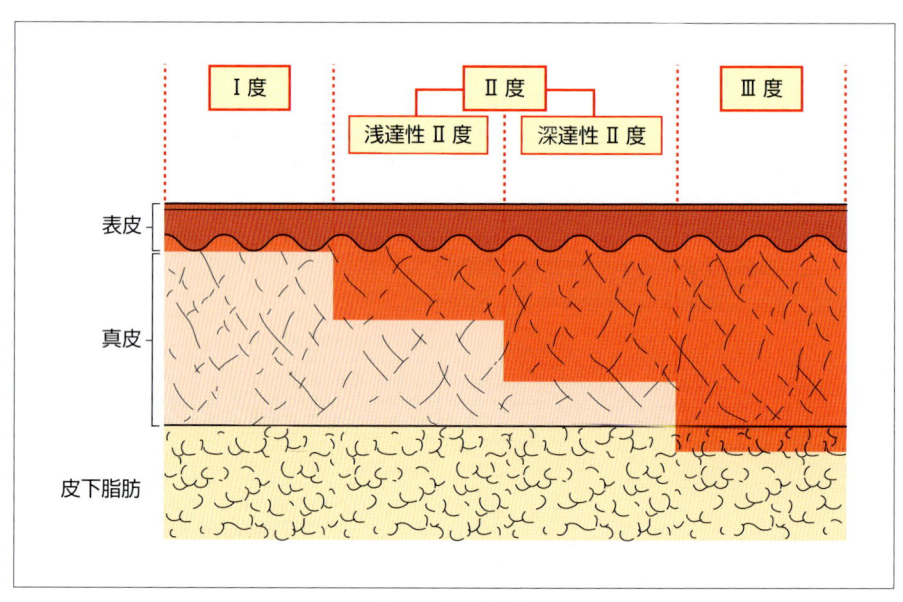

図 1. 熱傷深度

の治療には，植皮術を要することが多い．小範囲の創面では，保存的治療により上皮化も得られるが，治癒に長期間を要し，肥厚性瘢痕や瘢痕拘縮などの後遺症を残す可能性が高い．

EB と SDB は保存的治療を選択し，一定の範囲を超える DB では手術療法を選択することが標準的な治療となっている．しかし，DDB では受傷部位や年齢などの患者背景により保存的治療と手術療法の選択が必要となる．例えば，手背の DDB では早期に手術療法を選択し，手掌では保存的治療を選択することが多い[2]．Jackson は，DDB を凝固帯(zone of coagulation)，うっ血帯(zone of stasis)，充血帯(zone of hyperemia)の 3 部位に分類した．DDB では，うっ血帯が 3～7 日で凝固帯へと移行し壊死が拡大する．早期に凝固帯を切除することで，うっ血帯の凝固帯への移行を予防し，深部組織への壊死の進行を予防し得る[3]．特に手背の DDB では，腱や骨などの露出のリスクが高く，うっ血帯が凝固帯に移行する前のデブリードマンが有効である．また，DDB に対して，受傷後早期から bFGF 製剤（トラフェルミン，フィブラスト® スプレー™）を用いることで，上皮化までの期間の短縮や瘢痕の質が改善することが報告されている[4]~[6]．受傷後早期から bFGF 製剤を使用することでうっ血帯の壊死への進行を予防することが示唆されている．すなわち，DDB を早期に正確に診断し適切な治療方針を選択することで，より質の高い熱傷診療が可能となる．

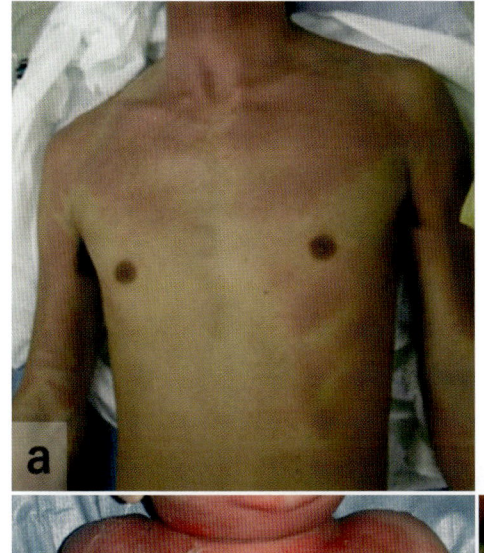

図 2.
熱傷創の肉眼的所見
　a：Ⅰ度熱傷は皮膚の発赤のみ
　b：Ⅱ度熱傷は水疱形成を伴う.
　c：Ⅲ度熱傷創は白色もしくは褐色の
　　　レザー様を呈する.

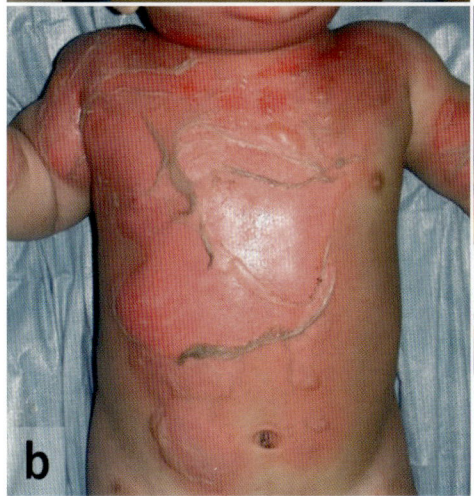
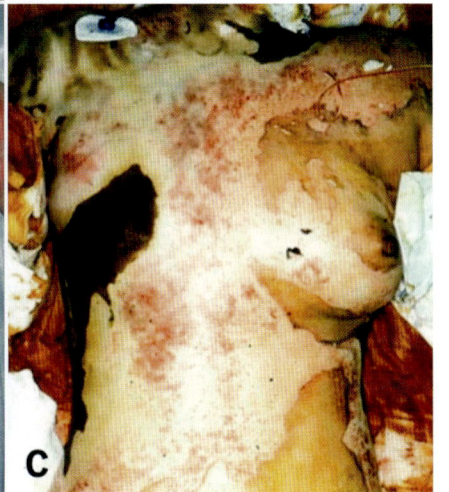

受傷早期の深度判定法

　熱傷の深度判定法は，従来行われていた特殊な機器を用いない方法と用いる方法に大別される.

1．機器を用いない方法

A．受傷機転からの推測

　患者からの病歴聴取や救急隊からの受傷機転の情報より熱傷深度を推測することができる．熱湯などの高温液体による熱傷は，一般的にⅡ度熱傷となることが多く，SDB 主体となるが，沸点の高い天ぷら油などによる熱傷は，DDB 主体となることが多い．火炎による熱傷は，DDB から DB で重症熱傷となることが多い．低温熱傷の場合は，小範囲であるが DB となることが多い．また，化学損傷では，受傷後早期に深度を判定することが困難である．特に，アルカリ性の薬品などでは，経過とともに深度が進行することがあるため，注意が必要である.

B．肉眼的評価

　最も一般的な方法である．しかし，正確な深度判定には経験を要し，評価者により診断が異なることがある．日常的に熱傷診療に従事している者でも，初診時の熱傷深度の正診率は 50～60% 程度とされている[7]～[9]．受傷部位が皮膚の発赤のみであれば EB と判定する(図 2-a)．水疱が形成されていればⅡ度熱傷と判定する(図 2-b)．水疱底が紅色から赤色であれば SDB，白色から暗赤色であれば DDB と判定する．受傷部位が白色もしくは褐色のレザー様を呈していれば DB と判定する(図 2-c)．肉眼的な評価法でもⅠ度，Ⅱ度，Ⅲ度

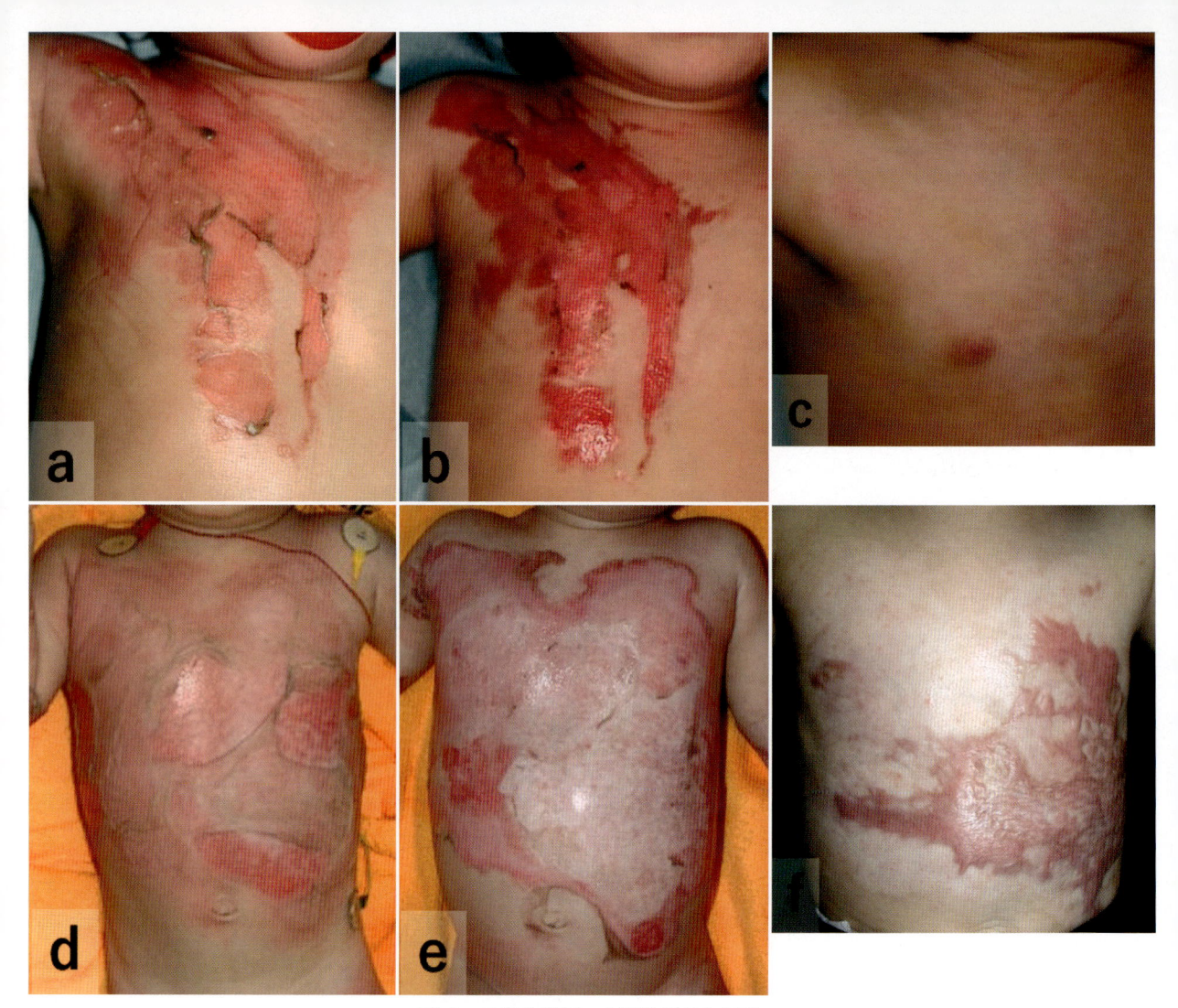

図 3. Ⅱ度熱傷創の肉眼的所見と経過

a：受傷直後の SDB
b：受傷数日後の SDB
c：治癒後の SDB
d：受傷直後の DDB
e：受傷数日後の DDB
f：治癒後の DDB（植皮後であるが間隙の瘢痕が目立つ）

熱傷の判定は容易である．しかし，SDB もしくは DDB の鑑別は困難である（図 3-a, d）．肉眼的に正確なⅡ度熱傷の深度は，受傷後 3〜5 日経過して明らかとなる．SDB では，創部に治癒傾向を認める一方で，DDB では，うっ血帯の進行性の壊死が明らかとなり始め，創面が白色となってくる（図 3-b, e）．Ⅱ度熱傷創では，受傷直後には肉眼的に大きな差異を認めなくとも，治癒後の瘢痕は大きく異なる．SDB では瘢痕を残さないが，DDB では肥厚性瘢痕や瘢痕拘縮を残す（図 3-c, f）．

C．Capillary refilling の評価

局所の圧迫と解除による毛細血管の再充満（capillary refilling）を観察することで真皮内の毛細血管が温存されているか否かを評価する．鑷子などで水疱の底面を圧迫する．鑷子を離した際に，白くなった部位が赤色に戻れば（capillary refilling 有り），SDB と判定する．圧迫しても赤色のままや，赤色が消退した部位が白色のまま

(capillary refilling 無し)であれば DDB と診断する.

D．刺針試験(pin prick test)，抜毛法

創面を刺激し真皮内の感覚受容体が温存されているか否かを評価する．Ⅱ度熱傷よりも深い熱傷創の判定方法である．刺針試験の場合には，21 G 針などの細い針を軽く押し当てる．抜毛法の場合には，創面に残存する毛髪を抜去する．それぞれの刺激に対して痛覚の有無を判定し，「有」なら SDB，「無」なら DDB もしくは DB と診断する．また，抜毛法の場合には抵抗なく毛髪が抜ける場合には DB，抵抗がある場合にはⅡ度熱傷と判断することもできる．

2．機器を用いる方法

Jackson の分類にある通り，熱傷創と局所の血流は密接な関連がある．機器を用いる方法では，主に真皮内の血流を評価することで熱傷深度を判定している．

A．レーザードップラー血流計測による判定法

レーザードップラー血流計は，近赤外光を照射することで皮膚表面から真皮内の毛細血管内の血流を測定できる装置である．近赤外光が赤血球に照射された場合，物体の移動速度に応じて散乱光の周波数が変化するドップラー効果を利用している．創面の血流を定量的に評価することができる．Laser Doppler Flowmetry では，30 秒程度の短い時間で検査を行うことができるが，創面への機器の接触が必要であり数 mm の範囲での測定を行うため測定位置により結果が異なる欠点を持つ．その後に開発された Laser Doppler Imaging では，一定面積の血流の測定が可能であるが，数分間の測定時間を要し機器が高額である欠点を持つ．また，レーザードップラー血流計はいずれも，患者の体動により測定不能となるため乳幼児での使用は困難である．しかし，Laser Doppler Imaging による判定法は，最近の systematic review の中で最も信頼性の高い方法として評価されている[10]．

表 2．ビデオマイクロスコープを用いた熱傷創面の分類

タイプ	表面構造	血管	血流
タイプ 1	皮丘，皮溝が残存 角化組織の残存	乳頭内毛細血管＋ 乳頭下血管＋ 真皮内血管＋	良好
タイプ 2	多少凹凸のある 不明瞭	乳頭内毛細血管± 乳頭下血管＋ 真皮内血管＋	良好
タイプ 3	多少凹凸のある 不明瞭	乳頭内毛細血管± 乳頭下血管＋ 真皮内血管＋	うっ滞 停滞
タイプ 4	平坦	乳頭内毛細血管－ 乳頭下血管－ 真皮内血管±	なし

(磯野伸雄ほか：Hi-SCOPE を用いた熱傷深度判定法．熱傷． 24：11-18，1998．より引用)

B．ビデオマイクロスコープ(Hi-Scope)による診断法

創面を 250 倍に拡大して観察可能なビデオマイクロスコープを用いる．熱傷創面の真皮乳頭内，乳頭下の毛細血管内の血流を視覚的に評価し判定を行う方法である．本法は，SDB と DDB の鑑別を客観的かつ容易にできるため，我々も積極的に用いている[11]．受傷後 24 時間以内に，熱傷創面の血管・血流の状態と熱傷創の表面構造の違いを評価しタイプ 1～4 に分類する(表2)．初回の評価から 24 時間後に再度評価を行う．血流がうっ滞もしくは停滞していたタイプ 3 はさらに，血流が改善するタイプ 3S と，血流が途絶・消失するタイプ 3D の 2 つに分類される．血流が良好なタイプ 1，2 は経時的に上皮化が進み，1～2 週間で上皮化するため SDB と判定する．またうっ滞，停滞していた血流が改善するタイプ 3S も 2 週間前後で上皮化するため SDB と判定する．血流の改善が認められないタイプ 3D と，創面にほとんど血管を認めないタイプ 4 は，熱傷創面の真皮上層の血流が途絶し，真皮が阻血性進行性壊死となり上皮化までに 3 週間以上の期間を要するため，DDB と判定する．タイプ 3D は，Jackson の分類のうっ血帯に相当し，タイプ 4 は凝固帯に相当する．ビデオマイクロスコープとレーザードップラー血流計測を比較した前向きの非ランダム化試験では，両者と

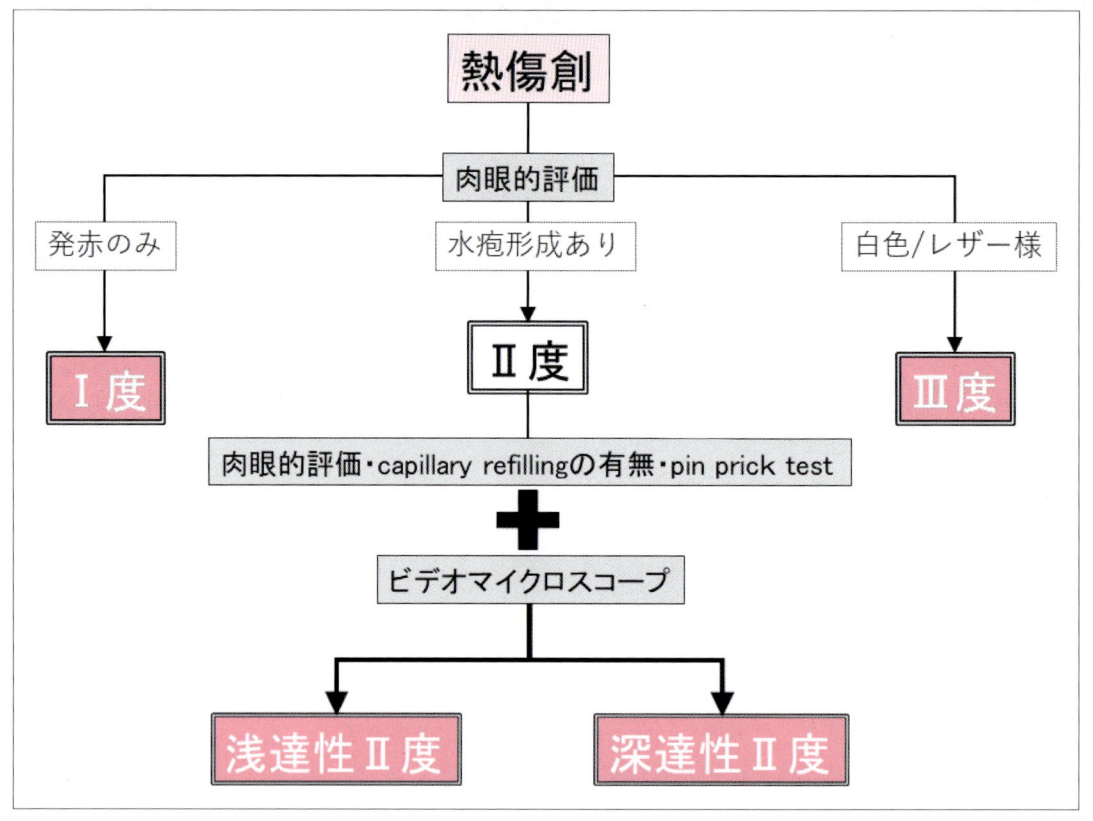

図 4. 我々の受傷早期の深度判定のストラテジー

もに SDB を検出する感度が100%であることが報告されており信頼性の高い方法である[12].

C．サーモグラフィーによる判定法

サーモグラフィーは，主に赤外線輻射温度計と赤外線カメラを用いて物体の微細な表面温度の変化を視覚化する方法である．熱傷創の血流障害や壊死組織での代謝の低下による体温の低下を同定し評価する[9]．非接触性で広範囲の判定を短時間に行うことが可能であるが，室温の変化などによる影響を受けやすい．また，Laser Doppler Imaging と比較して安価であり操作も簡便であるなどの利点を有するが，判定の正確性には劣るとされる[13].

D．蛍光法

蛍光色素(インドシアニングリーン)を投与し，創部への分布を検出し局所の血流を評価する方法である．創面の血流を正確に評価し得るが，薬液の注入を必要とし測定機器も高価であるため一般化していない[14].

E．その他

超音波法，光コヒーレンス・トモグラフィーなどが挙げられる.

おわりに

前述の如く従来の判定法でも I 度，II 度，III 度の判定は容易である．その中で，SDB と DDB の判別は困難であると同時に，治療方針の決定に関与する．そのため，受傷早期の正確な II 度熱傷創の判定には各種の機器を用いた判定法を併用するのが望ましい．我々は，肉眼的評価などにより II 度熱傷と判定した熱傷創は，ビデオマイクロスコープによる評価を行うことで，受傷早期の深度判定を行っている(図 4).

これまでに，従来の判定法を補完すべく種々の機器を用いた客観的な判定法が開発されてきたが，標準的に用いられる方法がないのが現状である．今後は，より正確かつ簡便に施行可能な判定法の確立が必要である.

参考文献

1) 日本熱傷学会：熱傷用語集 2015＜改訂版＞. 51-52, 2015.

2) 樫村 勉，仲沢弘明：【四肢外傷対応マニュアル】手指部熱傷の急性期治療．PEPARS．**134**：49-56, 2018.
   Summary 手部熱傷に関して基本的な内容を記述した．

3) Jackson, D. M., Stone, P. A.：Tangential excision and grafting of burns. The method, and a report of 50 consecutive cases. Br J Plast Surg. **25**：416-426, 1972.
   Summary 熱傷創面の3つの zone に分類し，早期のデブリードマンを推奨した．

4) 藤原 修ほか：新鮮深達性Ⅱ度熱傷創の bFGF 製剤による局所治療の経験．熱傷．**34**：71-79, 2008.
   Summary ビデオマイクロスコープで診断した深達性Ⅱ度熱傷の症例で，bFGF の使用により治癒までの期間が短縮することを報告した．

5) Akita, S., et al.：A basic fibroblast growth factor improved the quality of skin grafting in burn patients. Burns. **31**：855-858, 2005.
   Summary 成人の熱傷で bFGF の使用により，肥厚性瘢痕の形成が抑制されることを報告した．

6) Akita, S., et al.：The quality of pediatric burn scars is improved by early administration of basic fibroblast growth factor. J Burn Care Res. **27**：333-338, 2006.
   Summary 小児の熱傷症例において bFGF の使用により，バンクーバースケールで熱傷瘢痕が正常皮膚に近づくことを報告した．

7) Johnson, R. M., Richard, R.：Partial-thickness burns：identification and management. Adv Skin Wound Care. **16**：178-187；quiz 188-189, 2003.

8) Monstrey, S., et al.：Assessment of burn depth and burn wound healing potential. Burns. **34**：761-769, 2008.

9) Renkielska, A., et al.：Active dynamic infrared thermal imaging in burn depth evaluation. J Burn Care Res. **35**：e294-e303, 2014.

10) Jaspers, M. E. H., et al.：A systematic review on the quality of measurement techniques for the assessment of burn wound depth or healing potential. Burns. **45**(2)：261-281, 2019.
    Summary 熱傷深度判定に関する最近の systematic review である．熱傷深度判定に関する報告を総合的に評価している．

11) 磯野伸雄ほか：Hi-SCOPE を用いた熱傷深度判定法．熱傷．**24**：11-18, 1998.

12) McGill, D. J., et al.：Assessment of burn depth：a prospective, blinded comparison of laser Doppler imaging and videomicroscopy. Burns. **33**：833-842, 2007.

13) Burke-Smith, A., et al.：A comparison of non-invasive imaging modalities：Infrared thermography, spectrophotometric intracutaneous analysis and laser Doppler imaging for the assessment of adult burns. Burns. **41**：1695-1707, 2015.

14) Still, J. M., et al.：Diagnosis of burn depth using laser-induced indocyanine green fluorescence：a preliminary clinical trial. Burns. **27**：364-371, 2001.

PEPARS　No.155：8-15, 2019

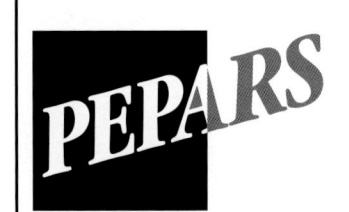

◆特集／熱傷の局所治療マニュアル

初期治療のポイント

根本　充*1　柏木慎也*2　武田　啓*3

Key Words：熱傷(burn)，局所療法(topical therapy)，冷却(cooling)，洗浄(cleansing)，焼痂切開(escharotomy)，創傷管理(wound management)

Abstract　受傷早期の局所療法は衣服を脱衣させた後，異物の除去，冷却，洗浄，適切な被覆，破傷風感染対策，焼痂切開を行う．局所冷却は常温水や流水で行い，疼痛の軽減や熱傷深度の進行を予防する．洗浄は中性石鹸と水，消毒液を使い，デブリードマンはブラシやガーゼで擦る．破れている水疱はデブリードマンするが，破れていない水疱の取り扱いは結論が出ていない．熱傷創の被覆は非固着ガーゼをあて抗菌薬含有軟膏を塗布して乾ガーゼで被覆する．抗菌薬含有軟膏は深達性Ⅱ度熱傷やⅢ度熱傷に用いる．受傷後早期に浅達性Ⅱ度熱傷を確定診断することは難しく，広範な浅達性Ⅱ度熱傷に対しても細菌のコロナイゼーション防止と創面の保湿維持目的に抗菌薬含有軟膏を使う．深達性Ⅱ度熱傷やⅢ度熱傷には破傷風対策が必要である．頸部や胸郭，四肢の熱傷では呼吸機能の保持と末梢循環障害を予防するために焼痂切開が必要になることがある．

はじめに

受傷早期局所療法の目的は，熱傷の進行を抑制し，創傷治癒を促進させ感染を予防することである．しかし，受傷後早期の熱傷は正確な熱傷深度を判断することは難しく[1)2)]，実際には経時的に熱傷創面の変化を観察しながら適切な治療法を選択することになる．本稿では化学損傷や電撃傷を含めた熱傷受傷後初期における局所療法の要点について述べる．

Primary survey と secondary survey

広範囲熱傷や特殊部位熱傷などの重症熱傷患者は Advanced Burn Life Support(ABLS)マニュアルに準じて初期診療を行う．ABLS マニュアルは専門施設への転送を前提に primary survey と secondary survey から診療を始め，目につきやすい熱傷創にとらわれることなく，生命への影響を及ぼすような病態を見逃さないような内容になっている．ABLS マニュアルにおける熱傷創の取り扱いは，脱衣後合併損傷を確認し，乾いたシーツで被覆し，毛布で保温する．そして，低体温症を招く可能性がある湿ったガーゼやタオルでの被覆は行わない．また，転院させるまでに24時間以上経過するようであれば，2 cm 以上の大きな水疱は破り，クロルヘキシジングルコン酸塩で消毒を行い，シルバーサルファダイアジンクリームを1日2回塗布することになっている．

*1　Mitsuru NEMOTO，〒252-0374　相模原市南区北里 1-15-1　北里大学医学部形成外科・美容外科学，准教授
*2　Shinya KASHIWAGI，同，講師
*3　Akira TAKEDA，同，主任教授

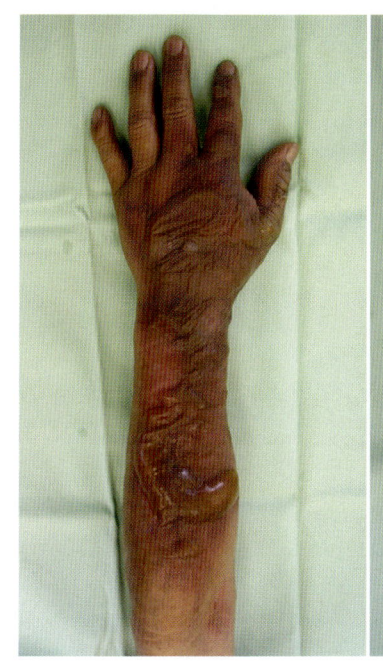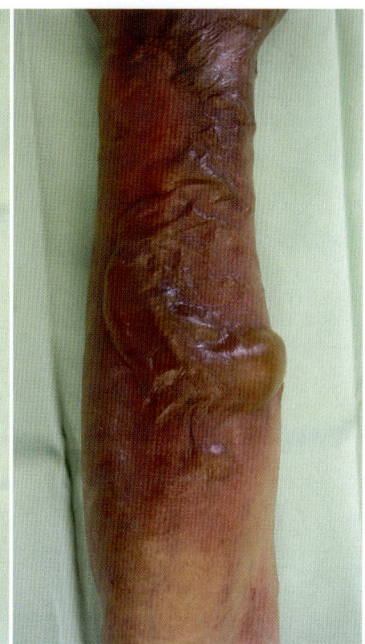

a | b

図 1.
a：左前腕Ⅱ度熱傷
b：破れていない水疱の取り扱いは未だに意見が一致していない.

局所熱傷処置

初期の局所療法手順は衣服を脱がした後, 異物の除去, 冷却, 洗浄, 適切な被覆, 疼痛管理, 破傷風感染対策, 焼痂切開を行う. デブリードマンを行う場合には丁寧に行い, 熱傷創面を再評価する. ABLSマニュアルに基づけば, 成人で10%TBSA以上, 小児, 高齢者では5%TBSA以上が入院の適応になり, 理想的には熱傷センターでの治療が望ましいとされている. そのほか多発外傷合併例や顔面, 手足などの特殊部位熱傷も入院治療の適応になるので, 重症度により適切な医療機関で治療が行えるようにする.

1. 局所冷却(cooling)

衣服を脱がせ, 指輪や時計などの装飾品を外し, 固着していない異物を取り除いた後に冷却する. 常温の水や流水での冷却は疼痛の軽減や熱傷深度進行の予防になる. 冷却は疼痛が軽減する程度にとどめ, 熱傷創が浸軟しない5分を超えないようにする. また, 濡らしたガーゼやタオルによる冷却は30分を超えないようにする. 氷や氷水による冷却は疼痛が増し, 熱傷深度を深くする. 冷却に用いる水や生食ガーゼの効果的な温度は12℃との報告がある[3]. 熱傷面積が10%を超える

ような小児熱傷患者に対する冷却は低体温症にならないように十分に注意する[4].

2. 洗浄(cleansing)とデブリードマン(debridement)

洗浄は中性石鹸と水, 消毒液を使い, デブリードマンはブラシやガーゼで擦る. 壊死した組織や異物をデブリードマンした創は抗菌薬含有軟膏や創傷被覆材で被覆する. 初期の段階では丁寧に優しく洗浄し, 熱傷創面の評価を行う. ポビドンヨードによる消毒は創傷治癒を阻害するので使用しない[5].

3. 水疱(blisters)の取り扱い

破れている水疱はデブリードマンするが, 破れていない水疱の取り扱いは結論が出ていない(図1)[6]. 破れていない水疱は感染の危険性を増加させるとの意見がある一方で, 破れていない水疱は感染の防御になるという意見がある. また, 穿刺吸引は感染の危険性が増すので行わない.

A. 水疱をデブリードマンする理由

- 大きく緊満した水疱は創面を圧迫する
- 大きな水疱は関節可動域を制限させる
- 水疱が正確な熱傷深度診断の妨げになる
- 水疱は感染の危険性を増加させる
- 水疱が創傷治癒に悪影響する

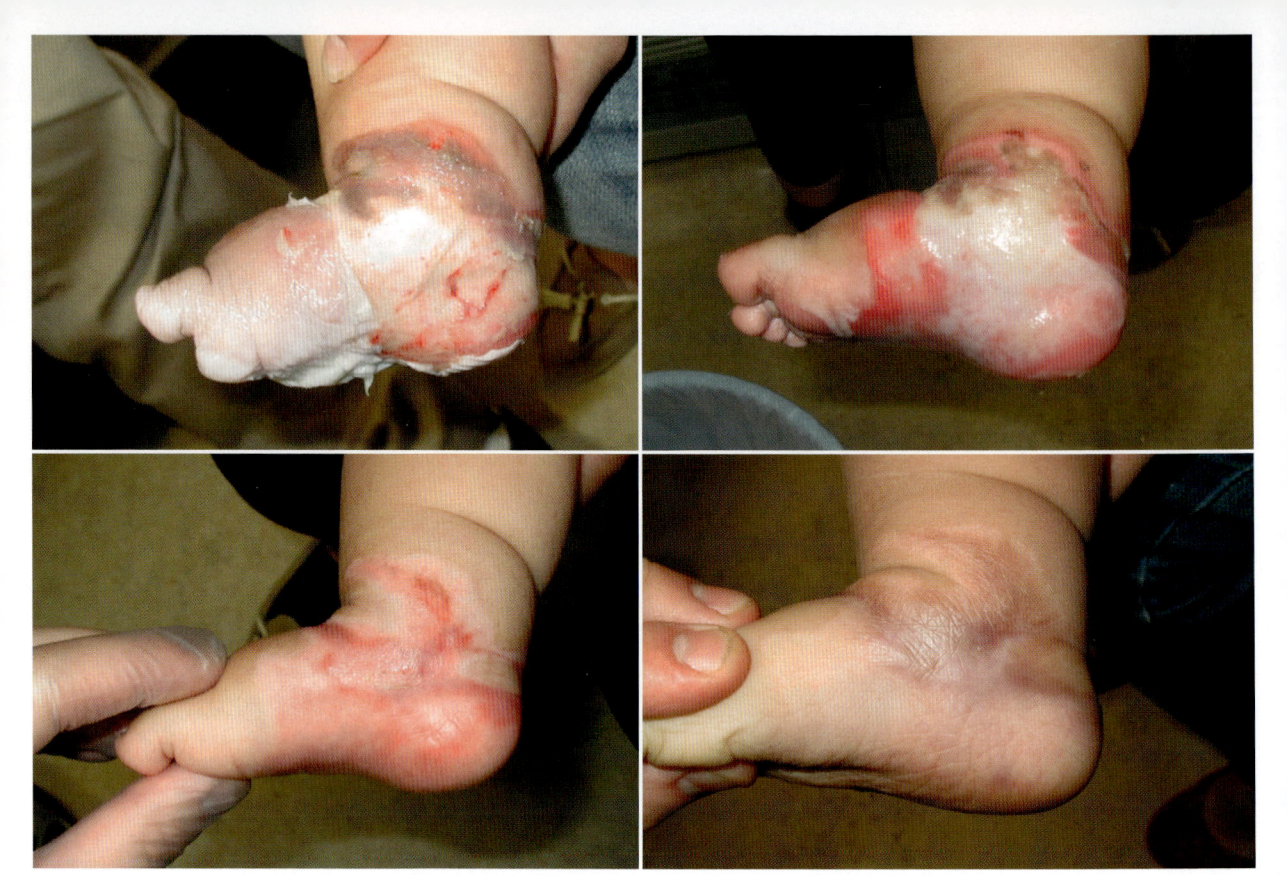

図 2. 10 か月，女児．熱湯によるⅡ〜Ⅲ度熱傷

a	b
c	d

a：抗菌薬含有軟膏による処置を開始した．
b：受傷後 4 日目．抗菌薬含有軟膏に加え，トラフェルミン製剤の噴霧を開始した．
c：受傷後 6 週．上皮化が完了している．
d：受傷後 7 か月．若干の瘢痕を残しているが拘縮はない．

B．水疱を温存する理由

- 水疱が感染のバリアになる
- 水疱液は創傷治癒を促進させる
- 創傷被覆材や軟膏がない場合に乾燥を防ぐ

4．疼痛管理（pain management）

外来通院における疼痛管理はアセトアミノフェン，非ステロイド抗炎症薬（NSAIDs）で疼痛をコントロールする．入院管理下ではアセトアミノフェンや NSAIDs の内服以外に，鎮静薬（プロポフォール，ミダゾラム）を併用しながら非麻薬性鎮痛薬（ペンタゾシン，ブプレノルフィン）や麻薬性鎮痛薬（フェンタニル，モルヒネ）で疼痛をコントロールする．鎮痛薬の局所投与は行わない．

5．予防的抗菌薬（antibiotics prophylaxis）

小範囲の浅達性Ⅱ度熱傷には抗菌薬含有軟膏による治療は不要である．抗菌薬含有軟膏は深達性Ⅱ度熱傷やⅢ度熱傷に用いる．しかし，受傷後早期に浅達性Ⅱ度熱傷を確定診断することが難しく，広範な浅達性Ⅱ度熱傷に対しては細菌のコロナイゼーション防止と創面の保湿維持目的に抗菌薬含有軟膏を使用する．つまり，Ⅱ度熱傷以上の熱傷であれば，はじめから抗菌薬含有軟膏を使い，数日経過した時点で熱傷深度の再評価を行って，適切な外用薬や創傷被覆材または手術を選択する（図 2，3）．合併損傷や基礎疾患がない場合には全身的な抗菌薬の予防投与は行わない[7]．シルバーサルファダイアジンクリームは深達性Ⅱ度熱傷やⅢ度熱傷の感染予防に使われるが，創傷治癒を遅延させ，包帯交換回数も増える．

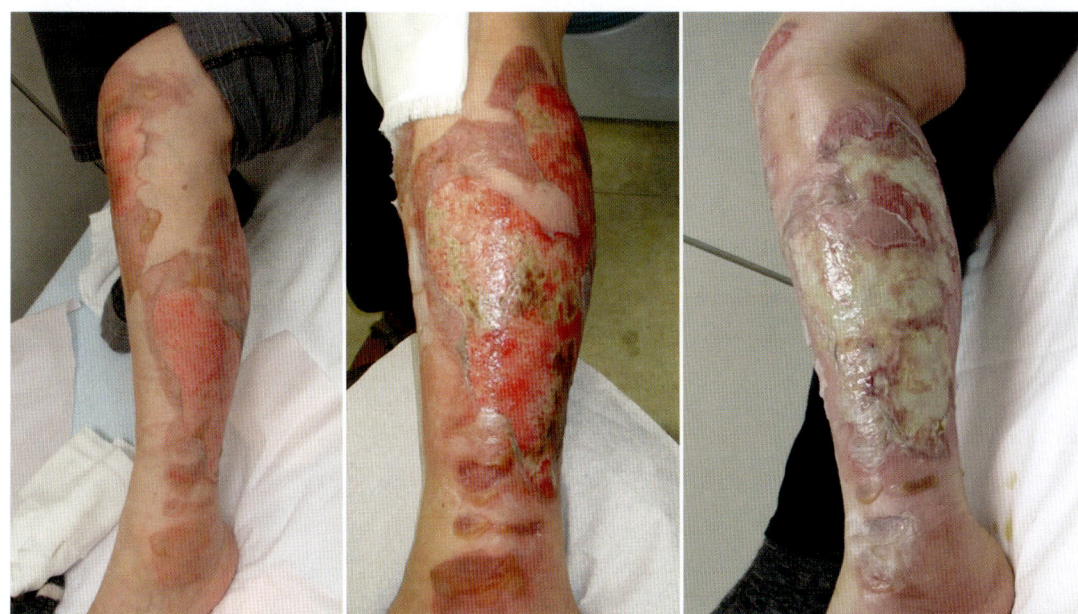

a | b | c
      | d

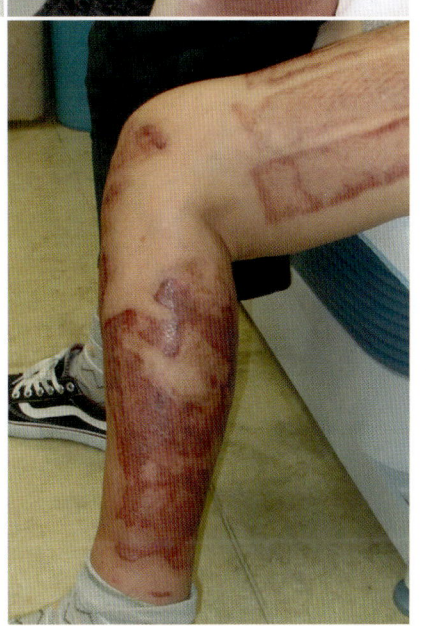

図 3.
62歳. 女性. 熱湯による左下腿熱傷
  a：抗菌薬含有軟膏による処置を開始した.
  b：受傷後4日目. 壊死組織の範囲が明らか
    になってきた.
  c：受傷後8日目. 創感染を合併し, 壊死範
    囲が拡大したため手術を行う方針になった.
  d：分層植皮後2か月

6．ステロイド（steroid）

初期治療としてⅡ度熱傷に対するステロイド薬の局所投与は感染の危険性が増し, 創傷治癒を遅延させるので使用しない.

7．破傷風（Tetanus）予防

破傷風対策は重要であり, 特に深達性Ⅱ度熱傷やⅢ度熱傷には必要である. 破傷風への基礎免疫が確立していない場合には破傷風免疫グロブリンを投与する[8].

8．熱傷創の被覆（basic dressing）

非固着ガーゼをあて抗菌薬含有軟膏を塗布して乾ガーゼで被覆する. 手指や足趾には癒着や浸軟しないように指（趾）間にガーゼを挟んでドレッシングする.

9．焼痂切開（escharotomy）と筋膜切開（fasciotomy）

深達性Ⅱ度熱傷やⅢ度熱傷では呼吸機能の保持と末梢循環障害を予防するために焼痂切開を行うことがある. 理想的には焼痂切開は経験者が深部

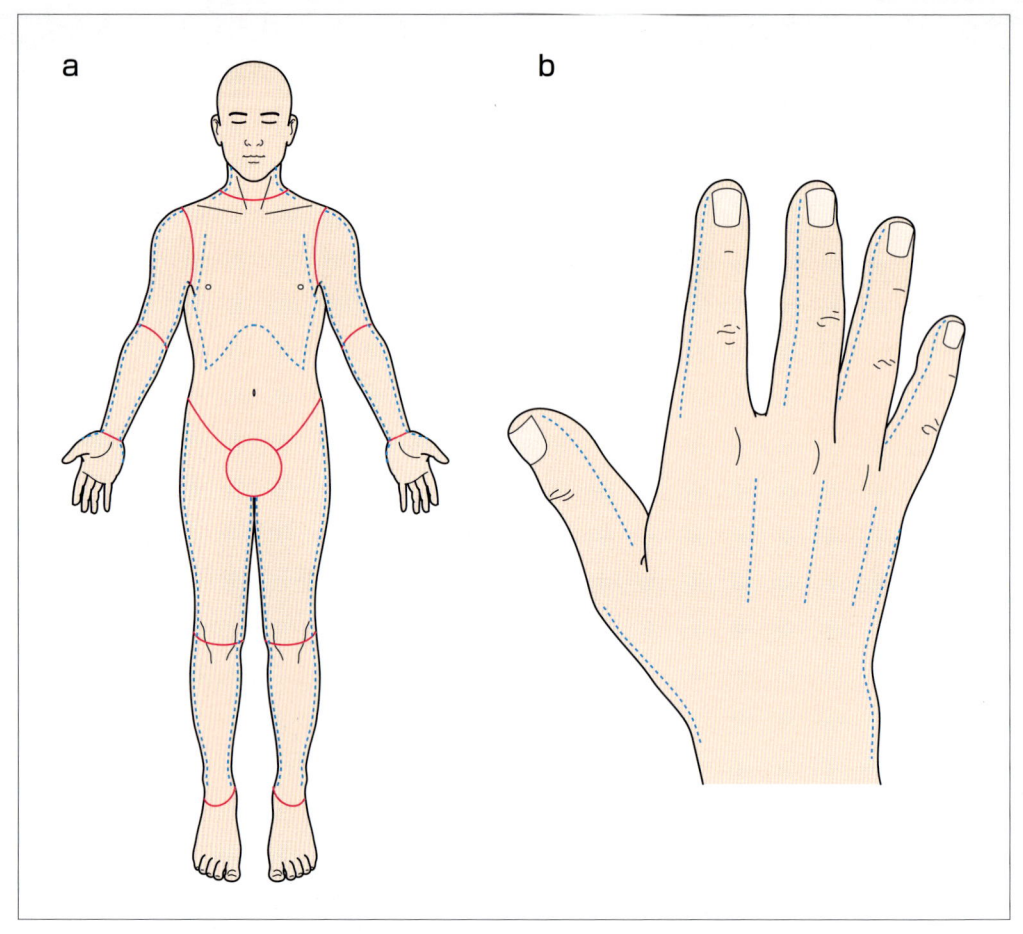

図 4.
a：頚部，体幹，四肢（手を除く）の焼痂切開線．深部に存在する血管や
神経を損傷しないように切開する．
b：手の焼痂切開線．固有指部は橈尺側側正中切開を基本とする．

組織を損傷しないように慎重に行う（図4）[9)10]．経験のない場合には，専門施設に搬送し経験者のもとで焼痂切開を行う[11]．

　頚部や胸部の焼痂切開は焼痂により呼吸器運動が障害されている場合に必要になる（図5）．腹部の全周性熱傷は腹腔内圧が高まり，腹部コンパートメント症候群になる可能性がある．

　四肢全周性深達性熱傷は焼痂と浮腫により末梢循環障害に陥る可能性があり，焼痂切開が必要になることがある（図6）．四肢焼痂切開のタイミングにはパラメーターが存在し，臨床的には焼痂の緊満具合とdistal perfusionで決まる．焼痂の緊満は輸液を行うまで起こらないので典型例では最短3～4時間かかり，受傷直後に焼痂切開を行うことは稀である．重症熱傷や全周性熱傷が遅れて搬送

されていた場合には焼痂切開を行うかどうか評価しなければならない．Distal perfusionの評価法には脈の触知，皮膚温度，capillary refilling, tissue pliability, pulse oximetryがある．Pulse oximetryが90％以上であれば，distal perfusionは正常であり，焼痂切開の必要はない[12]．

　焼痂切開は止血のために電気メスを準備して行う．四肢の焼痂切開は皮下脂肪組織までとし，筋膜は温存しておく．適切な焼痂切開が行われれば，distal perfusionは改善する．改善しない場合には，焼痂切開の部位や深さを再評価する．再評価してもdistal perfusionが改善しない場合にはコンパートメント症候群を疑って，コンパートメント圧を測定する．急性コンパートメント症候群と診断されれば，筋膜切開を行う．四肢の筋膜切

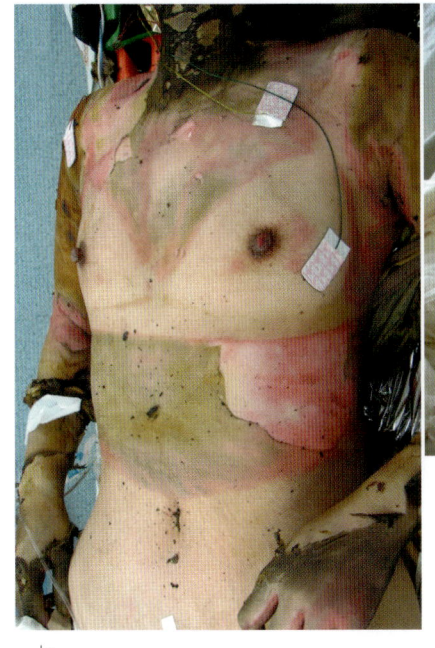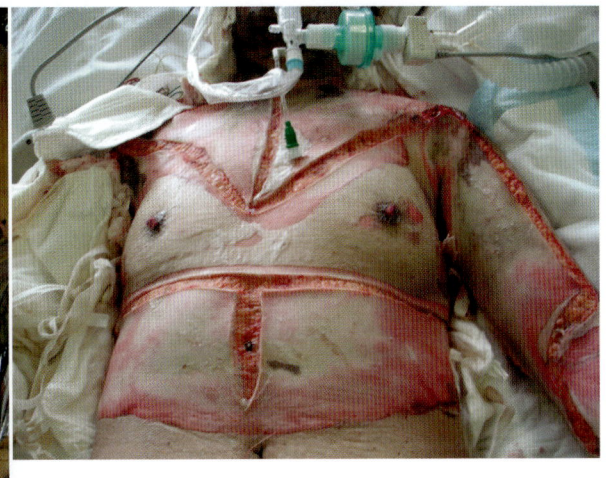

a | b 図 5.

　　a：57歳，女性．火炎による熱傷（75％TBSA）
　　b：受傷2日目．輸液に伴う浮腫の進行とともに呼吸障害が予想され，
　　　　受傷当日に焼痂切開が行われた．

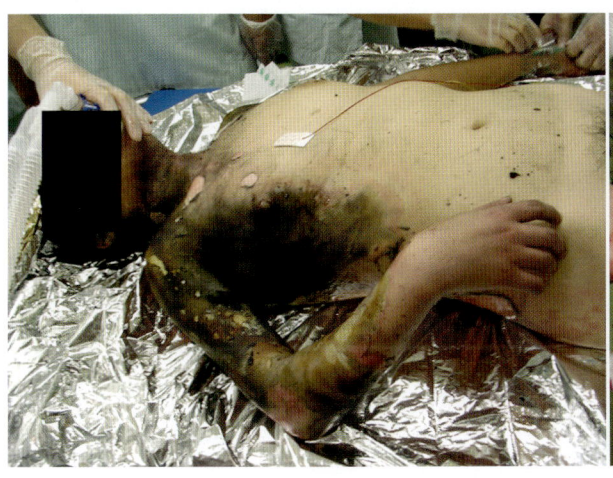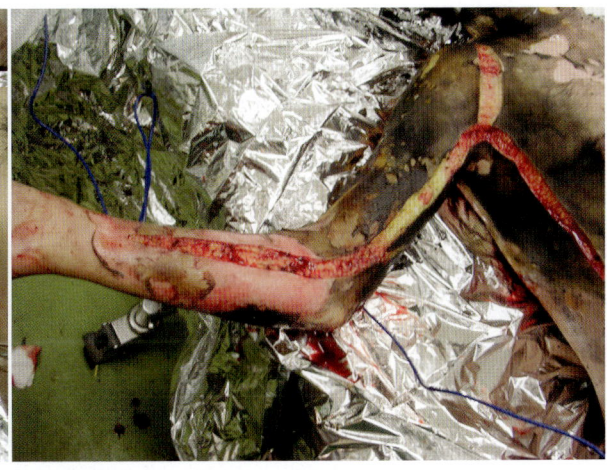

a | b 図 6.

　　a：44歳，女性．火炎による熱傷（34％TBSA）
　　b：右前腕から腋窩にかけてⅢ度熱傷．右上腕全周性熱傷による循環障
　　　　害が予想されたため，熱傷の評価を行った後，焼痂切開を行った．

開を行う場合には，切開部直下に位置している動静脈や神経損傷に注意する．焼痂切開後には露出した組織の乾燥を防ぐために生食ガーゼなどで被覆しておくようにする．

10．創傷被覆材（wound dressing materials）

熱傷深度が浅達性Ⅱ度熱傷に確定すれば創傷被覆材を使用してもよい．創傷被覆材は包帯交換回数や包帯交換に伴う疼痛を減らすことができる．製品によっては感染を予防し，創傷治癒を促進させる[13]〜[15]．

11．包帯交換（dressing change）

非固着ガーゼと抗菌薬含有軟膏によるドレッシングでは1日1回の包帯交換が必要である．包帯交換の際には軟膏とガーゼを丁寧に剝がすように

する．固着している場合には生理食塩水で固着したガーゼを浸軟させてから剥がすようにする．乱暴な包帯交換は上皮化を遅らせることになる．浅達性II度熱傷には上皮化を促進させるために様々な外用薬や創傷被覆材が用いられているが，適した外用薬や創傷被覆材のコンセンサスは得られていない．包帯交換は浸出液がコントロールできる頻度で行うが，頻回の包帯交換は上皮化を阻害する．厚い焼痂が存在するIII度熱傷に対する抗菌薬含有軟膏の塗布は焼痂により薬剤の有効性は得られず，適応がない．III度熱傷は焼痂切除が第一選択であり，切除していない焼痂には乾ガーゼをあてるだけで十分である．

化学損傷

化学物質による組織損傷は化学物質の濃度と接触時間によって決まる．化学物質による組織損傷を評価することは難しく，しばしば過小評価される．化学損傷に対する一般的な初期治療は救助者が化学物質から保護されていること確認してから行う．受傷者を化学物質の接触から遠ざけ，衣服を脱衣させ，時計や装飾品を外す．付着している化学物質粉末はブラシやタオルで除去する．最も重要なことは大量の水で化学物質が接触した部位を洗浄することである[16]．大量の水での洗浄は組織損傷を軽減し入院期間を短縮させる[17]．冷たい水での洗浄は低体温の原因になるので避けるようにする．また，高圧での洗浄は化学物質を健常部位へ拡散させ，深部組織へ浸潤させる可能性があるので避けるようにする．顔面や眼球を含めた化学損傷が疑われる場合には化学物質が接触した部位の洗浄後に顔面や眼球の洗浄を行う．

塩酸や硫酸などの濃縮された強酸物質は水と反応すると熱を発生するので洗浄は禁忌であるという意見がある[18]一方で，組織損傷を軽減させるためには洗浄による化学物質の除去を優先すべきだという意見がある[19]．酸による化学損傷では洗浄によりpHが元のpHに戻るまで洗浄する．アルカリによる化学損傷では深達化しやすいので長時間の洗浄が必要である．

中和剤が存在する化学物質としてフッ化水素酸やフェノール，リンが挙げられる．フッ化水素酸にはグルコン酸カルシウムによる治療が有効である．フッ化水素酸は組織障害が強く，激しい疼痛を伴う．電解質異常をきたした場合には不整脈の原因になる．フェノールは水に溶けないので50％ポリエチレングリコールを含ませたスポンジで拭き取る．ポリエチレングリコールが手に入らない場合，フェノールは皮膚への吸収が早いので可能な限り速やかに大量の水で希釈するように洗浄する．リンに対する銅溶液による治療は創面から銅溶液が吸収されると急性腎不全，心不全の原因になるので推奨できない[20]．リンによる化学損傷では衣服を脱がせ，大量の水で洗浄する．遺残したリンは乾燥すると燃焼するので創面は濡れたガーゼで被覆しておき，速やかにデブリードマンする．

水と反応すると異常発熱や有害物質が産生されるものとして，乾燥石灰，金属元素（カリウム，ナトリウム，マグネシウム，リチウム，セリウム，四塩化チタン）が挙げられる．乾燥石灰は酸化カルシウムが含まれており，水と反応すると水酸化カルシウムに変化する．水酸化カルシウムは強アルカリなので組織障害が強い．乾燥石灰は洗浄前にブラシなどを使って除去することが大切である．金属元素の除去は金属が空気や水に触れないように白色ワセリンを使って拭い取る操作を繰り返す．残った金属は鑷子などを使って除去するが，深部に残存した金属は外科的にデブリードマンが必要になる．

電撃傷

電撃傷による組織損傷は外見より深部に達しており，体表のみの観察では過小評価されやすい．輸液管理を開始とともに受傷後24時間は心電図モニタリングによる観察を行う．初期の体表の創処置は一般的な熱傷処置に準じる．深部組織が損傷されている場合も多く，コンパートメント症候群や急性腎不全に対する対応を含め急性期の全身的な評価や管理から慢性期の再建手術まで総合的に治療可能な医療機関で診療した方がよい．

参考文献

1) Mertens, D. M., et al.：Outpatient burn management. Nurs Clin North Am. **32**：343-364, 1997.
   Summary 外来通院レベルの熱傷管理に関する論文.

2) Baxter, C. R.：Management of burn wounds. Dermatol Clin. **11**：709-714, 1993.
   Summary 保存治療から手術までの熱傷管理に関する論文.

3) Pushkar, N. S., Sandorminsky, B. P.：Cold treatment of burns. Burns Incl Therm Inj. **9**：101-110, 1982.
   Summary 熱傷創を冷却するための至適な温度に関する論文.

4) Purdue, G. F., et al.：Cold injury complicating burn therapy. J Trauma. **25**：167-168, 1985.
   Summary 局所冷却の合併症に関する論文.

5) Balin, A. K., Pratt, L.：Dilute povidone-iodine solutions inhibit human skin fibroblast growth. Dermatol Surg. **28**：210-214, 2002.
   Summary 線維芽細胞に対するポビドンヨードの成長阻害作用に関する論文.

6) Sargent, R. L.：Management of blisters in the partial-thickness burn：an integrative research review. J Burn Care Res. **27**：66-81, 2006.
   Summary 水疱膜の取り扱いに関する論文.

7) Barajas-Nava, L. A., et al.：Antibiotic prophylaxis for preventing burn wound infection. J Patient Saf. **9**：79-86, 2013.
   Summary 2013年時点での熱傷に対する予防的抗菌薬投与に関する論文をまとめたもの.

8) Karyoute, S. M., Badran, I. Z.：Tetanus following a burn injury. Burns Incl Therm Inj. **14**：241-243, 1988.
   Summary 症例報告に基づいて破傷風感染対策の必要性を報告した論文.

9) Orgill, D. P., Piccolo, N.：Escharotomy and decompressive therapies in burns. J Burn Care Res. **30**：759-768, 2009.
   Summary 焼痂切開や減張切開の重要性について述べた論文.

10) White, C. E., Renz, E. M.：Advances in surgical care：management of severe burn injury. Crit Care Med. **36**：S318-S324, 2008.

11) Kupas, D. F., Miller, D. D.：Out-of-hospital chest escharotomy：a case series and procedure review. Prehosp Emerg Care. **14**：349-354, 2010.
   Summary 専門施設での焼痂切開の必要性を述べた論文.

12) Piccolo, N. S., et al.：Escharotomies, fasciotomies and carpal tunnel release in burn patients—review of the literature and presentation of an algorithm for surgical decision making. Handchir Mikrochir Plast Chir. **39**：161-167, 2007.
   Summary 焼痂切開や筋膜切開を実施するためのアルゴリズムについて述べた論文.

13) Rashaan, Z. M., et al.：Nonsilver treatment vs. silver sulfadiazine in treatment of partial-thickness burn wounds in children：a systematic review and meta-analysis. Wound Repair Regen. **22**：473-482, 2014.
   Summary 小児熱傷におけるシルバーサルファダイアジンの効果について述べた論文.

14) Wasiak, J., et al.：Dressings for superficial and partial thickness burns. Cochrane Database Syst Rev. **28**：CD002106, 2013.
   Summary 熱傷に対する代表的な創傷被覆材に関してまとめた論文.

15) Caruso, D. M., et al.：Randomized clinical study of hydrofiber dressing with silver or silver sulfadiazine in the management of partial-thickness burns. J Burn Care Res. **27**：298-309, 2006.

16) Brent, J.：Water-based solutions are the best decontaminating fluids for dermal corrosive exposures：a mini review. Clin Toxicol(Phila). **51**：731-736, 2013.
   Summary 水による洗浄の有用性について述べた論文.

17) Leonard, L. G., et al.：Chemical burns：effect of prompt first aid. J Trauma. **22**：420-423, 1982.

18) Jelenko, C. 3rd.：Chemicals that"burn". J Trauma. **14**：65-72, 1974.
   Summary 水による洗浄の危険性ついて述べた論文.

19) Flammiger, A., Maibach, H.：Sulfuric acid burns (corrosion and acute irritation)：evidence-based overview to management. Cutan Ocul Toxicol. **25**：55-61, 2006.
   Summary 硫酸による化学損傷に対する治療についてまとめた論文.

20) Barqouni, L., et al.：Interventions for treating phosphorus burns. Cochrane Database Syst Rev. **4**：CD008805, 2014.
   Summary リンによる化学損傷に対する治療についてまとめた論文.

PEPARS No.155：16-23, 2019

◆特集／熱傷の局所治療マニュアル

外用療法

安田　浩*

Key Words：熱傷局所治療(topical burn management)，外用療法(topical preparation)，基剤(ointment base)，創面環境調整(wound bed preparation)

Abstract　　熱傷局所治療において外用療法は創傷被覆材を用いた治療とともに重要な要素である．外用療法は熱傷深度，面積などを勘案し保存的治療でいくのか，早期外科的治療を行うのかでも目的が異なる．外用剤は使用目的である主剤も重要であるが創傷管理において滲出液の量によって水バランスを考えた基剤の選択が重要である．創傷管理において湿潤管理は重要であるが感染を生じている場合は乾燥管理が必要な場合もあり「適切な」湿潤環境を管理することが必要である．熱傷に関するガイドラインでは局所療法に関する記述もありそれを参考に創面の状態，全身状態を考えて創傷被覆材も含めた適切な局所治療を行うことが望ましい．

はじめに

　熱傷における外用療法は局所療法の中でも基幹をなす．熱傷の創面は瘢痕を残さない程度の浅いものから，壊死が付着したり感染を併発したりするものまで様々であり，そのため創傷治癒における外用療法の要点がすべてつまっていると言っても過言ではない．適切な外用療法を行うためには熱傷面の局所の状態を的確に判断することだけでなく全身状態との関連も考え個々の状況に合わせた局所療法を選択することが重要である．当然最近発展している創傷被覆材や局所陰圧閉鎖療法なども考慮に入れるべきであるが，本稿では外用療法の特徴，選択における考え方を概説する．なお文中の市販薬等は原則として先発品名を用いる．

* Hiroshi YASUDA, 〒807-8555　北九州市八幡西区医生ケ丘1-1　産業医科大学病院形成外科，診療科長

熱傷局所治療の基本戦略

　熱傷の局所治療ではまず熱傷の深度を適切に判定し，その深度に応じた治療戦略を考えることにある．また面積では生命的予後に影響を与えるかそうでないかを考えることも重要である．私見ではあるが，深度別の治療戦略を表1に示す．

外用剤の基礎知識
―基剤が重要―

　外用療法を行う前に創傷治療関連の外用剤の特性を知っておく必要がある．外用剤はその使用目的である主剤と外用剤の外観や主剤との親和性，滲出液の吸収能力が決定される基剤で構成されている．主剤は外用剤の主な使用目的の成分であり，創傷治療関連では，抗炎症，抗菌，肉芽形成促進，上皮化促進，保護などで考えられる．他方，基剤は狭義軟膏(油脂性基剤)，クリーム，水溶性，粉末などがある(表2)．狭義軟膏はワセリンを中心とした油脂性基剤である．保湿性に優れ，乾燥局面によく用いられる．また創部の保護性も高い

表 1. 熱傷深度の分類と基本的治療戦略

深　度		損傷レベル	臨床所見		治療戦略
I 度 Epidermal Burn		表皮	発赤		保護 抗炎症
II 度 Dermal Burn	SDB	真皮浅層	退色反応あり 表在知覚あり	水疱	残存皮膚付属器保護
	DDB	真皮深層	退色反応なし 表在知覚なし		残存皮膚付属器保護 感染予防
III 度 Deep Burn		皮膚全層 皮下に達する	白色化 皮膚硬化 炭化		外科的壊死切除 感染予防

表 2. 熱傷・創傷治療に用いる外用剤の基剤別分類

基剤種類		代表的基剤	水バランス （適応）	熱傷治療領域の代表的外用剤
疎水性基剤 （狭義の軟膏）		ワセリン プラスチベース	保湿 （乾燥局面）	抗生物質軟膏 プロスタグランディン軟膏
親水性基剤 （クリーム）	乳剤性基剤	親水軟膏	加水 （乾燥局面）	スルファジアジン銀クリーム
	水溶性基剤	マクロゴール	吸水 （過湿潤局面）	ブクラデシンナトリウム軟膏 ポビドンヨード・シュガー軟膏 カデキソマー・ヨウ素軟膏 ブロメライン軟膏
水溶液		水	影響なし （すべて）	bFGF

がべたつきがあり使用感が悪い，軟膏を落とすのに手間がかかるなどの欠点がある．熱傷領域では抗生物質含有軟膏やプロスタグランディン軟膏（プロスタンディン®軟膏）がよく用いられる．クリーム基剤は乳剤性基剤と水溶性基剤に分類される．親水軟膏を代表とする乳剤性基剤をもつ熱傷治療薬の代表はスルファジアジン銀クリーム（ゲーベン®クリーム）であり，創部に対しては加水的に働く．水溶性基剤はマクロゴールを代表とし，熱傷治療薬としてはブクラデシンナトリウム軟膏（アクトシン®軟膏），ポビドンヨード・シュガー軟膏（ユーパスタ軟膏），カデキソマー・ヨウ素軟膏（カデックス®軟膏），ブロメライン軟膏などがこれにあたる．これらは過湿潤局面の滲出液を吸収しやすい吸水性に働く．クリーム基剤は使用感がよいのが利点であるが創面からの水分の吸収，加水を行うので，創部から水分の出し入れが

行われることで刺激性が強く，皮膚潰瘍局面に用いるとしばしば疼痛を生じることに注意を要する．熱傷治療薬で他に代表的なものとして bFGF 製剤（フィブラスト®スプレー）があるが，基剤は水溶液であり創部の滲出液のコントロールには影響をきたさない．そのため湿潤環境の維持には他の治療法を併用すべきであると考える．

　熱傷のような創傷治療では創部からの滲出液の状態，量がしばしば問題となる．特に初期のII度熱傷では滲出液が多く，多量のガーゼなどを貼付しても十分に滲出液が吸収できないことも少なくない．この場合，創面の水バランスを考慮した基剤から考えて外用剤を選択すべきである．III度熱傷では初期は表面が乾燥していることが多く，その後の治療方針（保存的治療か積極的デブリードマンを行う外科的治療なのか）で基剤を考えることも重要である．

表 3. 日本熱傷学会　熱傷診療ガイドラインにおける外用療法の推奨文

Ⅲ度熱傷

推奨

(1) 広範囲Ⅲ度熱傷に対する感染予防目的には，Silver Sulfadiazine クリーム（ゲーベン® クリーム）(B#) が推奨される

(2) 小範囲Ⅲ度熱傷における壊死組織除去の目的には，ブロメライン軟膏(A)，ソルコセリル® 軟膏(A)が推奨される

Ⅱ度熱傷

推奨

(1) Ⅱ度熱傷に対しては，湿潤環境維持を目的にワセリン基剤軟膏を基本とし，熱傷の広さ，深さの状況により主剤(抗生物質，ステロイドなど)を選択することが推奨される(C)

(2) Ⅱ度熱傷では bFGF 製剤（フィブラスト® スプレー）の併用を考慮してもよい(A＊)

（文献 1 より抜粋，一部引用）

滲出液の量による局所療法の選択
―創傷被覆材と外用剤の違い―

良好な創傷治癒環境には適切な湿潤環境を維持することが望ましい．他方感染病巣では一旦乾燥ぎみに管理して感染を制御したのちに湿潤環境にすべきである．熱傷においてはⅢ度熱傷の初期は乾燥した創面であるが，Ⅱ度熱傷の初期は滲出液が多量となりやすい．そのためしばしば「適切な」湿潤環境を超えた過湿潤になることがある．「適切な」湿潤環境とは皮膚欠損面は湿潤しているが周囲の健常皮膚は乾燥していることと考える．健常皮膚が浸軟していると良好な上皮化が進行しない．過湿潤を避けるために滲出液の吸収力が高い創傷被覆材を選択することも検討できる．創傷被覆材に関しては別稿で述べられるので割愛するが，滲出液が多量の場合，創傷被覆材でも毎日の交換が必要となったり，外用剤を用いる場合でも1日に2回以上交換したりすることがある．滲出液が多い状態で創部を長時間密閉すると感染を惹起することがあるので創面の状態に応じた交換頻度の判断が重要である．筆者は早期のⅡ度熱傷で滲出液が多量の場合は外用剤塗布＋非固着性ガーゼ貼付をまず用い，滲出液が落ち着いてから創傷被覆材に切り替えている．

ガイドラインからみた外用療法

現在熱傷の局所療法に関するガイドラインは日本熱傷学会が発行する熱傷診療ガイドライン[1]と日本皮膚科学会が発行する熱傷診療ガイドライ

ン[2]が代表的である．前者は特に熱傷初期で全身管理が必要な状態の項目立てを行ってそのエビデンスレベルを求めるものであり，後者は CQ 形式で同様にエビデンスに基づく解説を行っている．熱傷学会のガイドラインでは初版で外用剤のみでⅢ度熱傷，Ⅱ度熱傷の解説を行っており改訂第2版では創傷被覆材を追加しているので両者を別項目で解説している(表3)．皮膚科学会のガイドラインは局所治療では6項目のCQを作成している(表4)．諸外国に比べると我が国では創傷被覆材は特に銀含有製剤の導入が少ない．他方外用剤は日本独自の創傷治療薬が多く，外国文献をみても日本で採用されている薬剤の論文に乏しくエビデンスの高い報告が少ないのが現状である．また特にⅠ度熱傷でしばしば議論になるステロイドの使用の有無も明確なエビデンスがない[1,2]．またエビデンスが高いとされる二重盲検試験を行っている薬剤[3,4]は古いものが多く，その多くが製薬会社主導の開発段階での検討論文であり最近の熱傷治療に即したものは少ないのが現状である．

これらの薬剤に比べると新しく開発されたbFGF 製剤は Akita らの報告[5]でⅡ度熱傷の早期から用いると生じる瘢痕の程度がより軽くなることや藤原らの報告[6]で治療期間が短縮したことが明らかになりエビデンスレベルが高くなっている．そのため日本熱傷学会では bFGF は推奨度A，日本皮膚科学会でも 1A と強い推奨度が提示されている．

両者の違いをみると日本皮膚科学会はⅡ度熱傷ではスルファジアジン銀の推奨度が 1D とエビデ

表 4. 日本皮膚科学会の熱傷診療ガイドラインにおける外用療法の CQ（文献 2 より抜粋，一部改変）

CQ24　II度熱傷の治療にはどのような外用薬を用いればよいか？ **推奨文** 1. II度熱傷の初期治療には，酸化亜鉛，ジメチルイソプロピルアズレン，ワセリンなどの油脂性基剤軟膏（1D）を推奨する 2. II度熱傷に対し，トラフェルミン（1A），トレチノイントコフェリル（1B），ブクラデシンナトリウム（1B），プロスタグランジン E1（1B）を推奨する 3. アルミニウムクロロヒドロキシアラントイネート（アルクロキサ）（2B），リゾチーム塩酸塩（2B），を選択肢のひとつとして提案する 4. 深達性 II度熱傷の結果生じた壊死組織を伴う慢性期の潰瘍に対して，壊死組織除去を目的としたブロメライン軟膏（1A），カデキソマー・ヨウ素（1B），デキストラノマー（1B9，スルファジアジン銀（1D）を推奨する **CQ25　広範囲III度熱傷にスルファジアジン銀は有用か？** **推奨文**　広範囲III度熱傷にはスルファジアジン銀を推奨する（1B） **CQ26　小範囲III度熱傷の壊死組織を除去するためにどのような外用薬を用いればよいか？** **推奨文**　小範囲III度熱傷に対し，壊死組織除去を目的とした外用薬としてブロメライン（1A），カデキソマー・ヨウ素（1B），デキストラノマー（1B），スルファジアジン銀（1D）を推奨する **CQ27　I度熱傷，浅達性 II度熱傷に対して，ステロイド外用薬は有用か？** **推奨文**　ステロイド外用薬の抗炎症作用を期待し，受傷初期ではその使用を選択肢の 1 つとして提案する（2D）

ンスレベルが弱いながら推奨されているが日本熱傷学会ではその解説のなかでエビデンスレベルが IV であるが本剤がクリーム基剤であり刺激性があるので特に SDB の初期には使わない方がよい[7]としている．

II度までの熱傷創に対してステロイドの使用がしばしば議論されるが両者とも明らかにエビデンスの高い報告はなく，エキスパートオピニオンの中で初期には用いてもよい[7~9]，とする見解を示している．

熱傷深度別の外用療法の実際

ガイドラインは文献的なエビデンスレベルの高低で分析を行っているが，臨床的にはエビデンスはあまりないものの，その有用性を報告されている論文も少なくない．基本的にはガイドラインの推奨文は熱傷局所治療のよい方向性を示しているが，ここでは筆者なりの深度別の治療の実際[10]を述べる．

1．I度熱傷

重症度は低いが臨床では一番遭遇しやすい深度のひとつである．外来治療を行うことがほとんどである．皮膚表面が発赤，熱感はあるものの皮膚損傷がなく数日で治癒する．滲出液がないので皮膚表面を保護することを主眼とする．また発赤は炎症を生じているためであるので，また治癒まで数日であることが予測されるので，筆者はステロイド軟膏（油脂性基剤）をよく用いている．ただ受傷当日には発赤だけだったものが翌日には水疱を形成し，II度へ進行している場合も少なくないので翌日の状態によっては外来を受診するように指導している．いずれにしても 1 週間後程度で再診をするように指導し，創部の確認を行っている．

2．II度熱傷

II度熱傷の管理が熱傷の局所管理で最も重要である．浅達性 II度熱傷（SDB）では保存的な治療でほとんど瘢痕を残さないが，深達性 II度熱傷（DDB）では瘢痕を生じて治癒する．熱傷治療に慣れていても受傷早期の II度熱傷が SDB なのか DDB なのか診断がつきにくいことはよく経験することである．SDB であるためには真皮内にある表皮由来の皮膚付属器の多くが損傷を受けずに残存していることである．そのため受傷早期の局所管理の主眼は皮膚付属器が残存していることを期待して治療によってさらに付属器を損傷しないようにすることにある．スルファジアジン銀製剤が熱傷の治療薬として代表的であるが，これはあくまで抗菌剤であり III度熱傷創が適応であるにも関

わらず，しばしばⅡ度熱傷にも用いられてくることがある．スルファジアジン銀は基剤がクリーム剤であり刺激性が強く，潰瘍面には原則使用禁忌であることを銘記すべきである．具体的な筆者の外用療法を述べる．

A．受傷早期のⅡ度熱傷

前述のように真皮内にある皮膚付属器の温存に努める．水疱は当初は除去せず，針で水疱膜を乱刺し内容物を排出させるが1〜2日程度はそのままにしておく場合もある．乱刺した場合はbFGFを噴霧している．創面の退色反応がある場合はSDB寄りと考え，当初は炎症をはやく抑える目的でステロイド軟膏を外用し，非固着性ガーゼをあててそのうえに多めのガーゼをあてている．退色反応がない場合でもbFGFを噴霧してワセリンや抗生物質軟膏を同様に外用して処置を行う．銀含有創傷被覆材を用いる場合もあるが，滲出液が多いことが予想されるのでできるだけ1〜2日後には再度創面の確認を行っている．数日後には熱傷深度がはっきりしてくるので以下の対応を行う．

1）明らかなSDB

熱傷創面の退色反応が良好な場合では，受傷早期はbFGFを噴霧後ステロイド軟膏を中心とした油脂性基剤の外用剤を用いるか，創傷被覆材を貼付している．滲出液が多いことがあり，どちらかというと外用剤を用いて頻回に交換することが多い．bFGFを使用の際は水疱膜の処理が問題となるが，当初は積極的に除去せず針などでスリットがはいるようにしてその部分を中心に噴霧している．外用剤を用いる場合は非固着性ガーゼを頻用している．受傷早期は1〜2日後に創面の判断を行いDDBへ移行していないか確認する．ステロイド外用の場合は受傷後1週間で必ず創面を確認し，感染などが生じていないかを確認している．創部の赤みが改善していれば滲出液の程度に応じてワセリン外用や創傷被覆材に変えたりしている．経過がよければ上皮化までステロイド軟膏を使用することもあるが途中で変更することが多い．

2）DDB

DDBは基本的には瘢痕を残して治癒する，比較的時間がかかる熱傷面である．受傷早期は退色反応がなくても真皮内に多少でも皮膚付属器が残存していることを期待してbFGF噴霧後油脂性基剤であるプロペト（ワセリン）やあまり意味はないかもしれないが抗生物質軟膏を外用することもある．明らかなDDBでも初期にはステロイド軟膏を用いることもあるがその使用は限定的で，より短期間にチェックするなど注意を払っている．

受傷数日後以降のDDBでは小範囲であればそのまま油脂性基剤の軟膏を外用するが，広範囲であれば手術も検討する．DDB局面と思っていても数日後にはSDB側の経過をたどるのか，Ⅲ度熱傷側となるのかの分岐点であると考えるので受傷早期はSDB側の管理を，数日以降はⅢ度熱傷側の管理をすることが多い．DDBの治療例を図1に示すが，治療時に考慮したことは受傷初期では皮膚付属器を保護する目的であり，そのためにbFGF，ワセリン，プロスタグランディン軟膏を用いた．慢性潰瘍となって肉芽形成が過剰となった場合はステロイド軟膏を用いて早期に創収縮が得られたと考えている．経過の中で単一の治療を行うのでなく創部の状態で外用剤を適切に変更することが重要であると考えている．

※水疱膜の処置について

Ⅱ度熱傷の特徴である水疱膜の処置についてはしばしば意見が分かれるところである．bFGFを積極的に用いる場合では水疱膜は創面への吸収を妨げるので早期に除去されるべきである．他方，水疱膜はbiological dressingの役割を果たすので早期には除去しないとする意見もある．筆者が以前日本熱傷学会専門医に対して行った調査[11]（図2）では水疱膜は受傷7日程度で除去するという回答を多く得た．筆者もほぼ同じ時期に除去しているが，bFGFを使用する際は前述のように水疱膜にいくつかのスリットが入るように針などで穿刺している．

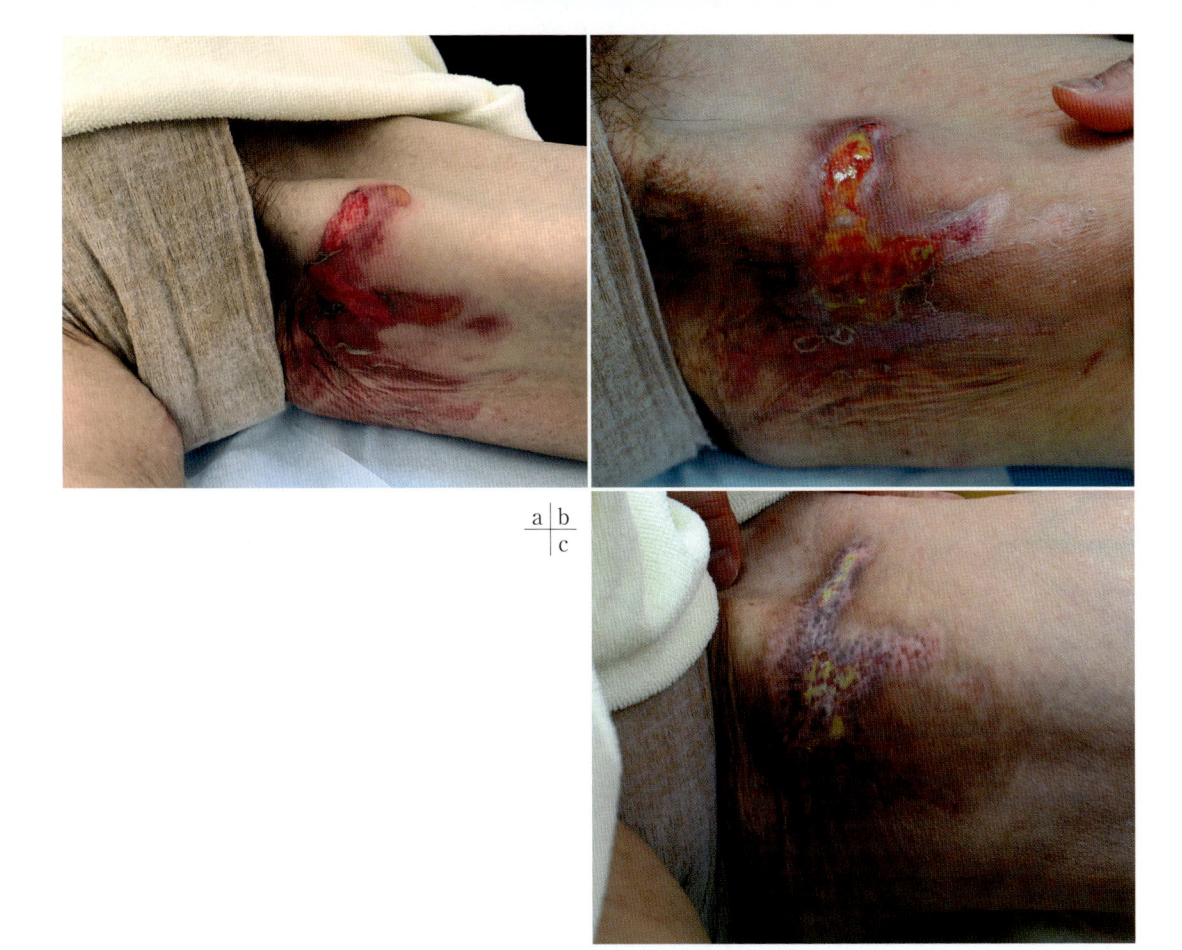

図 1. 左大腿部 DDB の所見

a：初診時．前日に煎れたての紅茶をこぼして受傷．一部退色反応がなく DDB と診断した．bFGF とワセリン外用，非固着性ガーゼ（エスアイエイド® ガーゼ）で処置を開始した．その後ワセリンをプロスタグランディンに変更した．

b：2 週間後の所見．全体的に上皮化が始まっているが中央の肉芽はやや過剰となっている．ステロイド軟膏（クロマイ®-P 軟膏）外用に変更した．

c：受傷 4 週後の所見．過剰であった肉芽は平坦化し，上皮化によって潰瘍は縮小している．ステロイド軟膏を継続しこの後 1 週で略治した．

図 2.
熱傷学会専門医アンケートによる水疱の除去の時期
（文献 11 より引用）

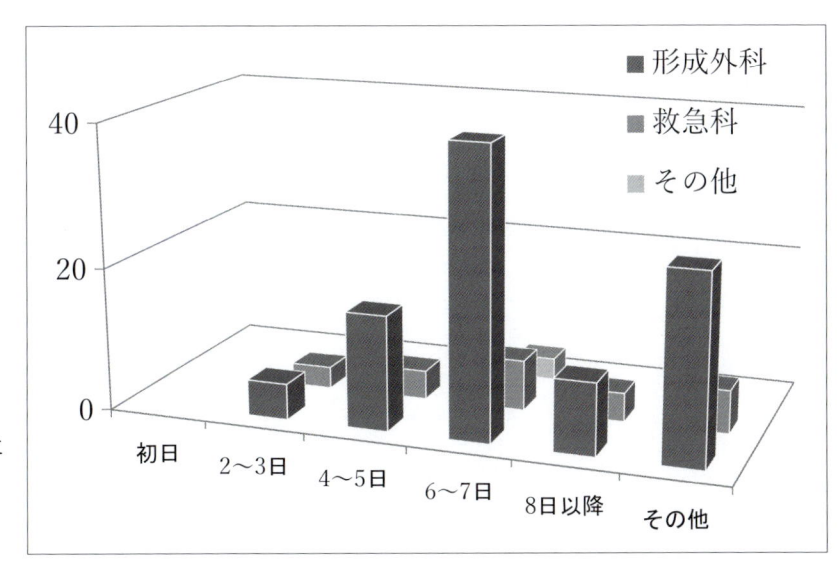

※外用療法時の top dressing について

　特に SDB では湿潤環境維持と再生上皮を保護することが必要で外用療法では創面が乾燥しやすいので top dressing には配慮が必要である．従来のガーゼでは創面に密着しやすく除去時に疼痛，出血，再生上皮の損傷などを生じやすい．そのため近年多く用いられている非固着性ガーゼ(アダプティック® ガーゼ，エスアイエイド® ガーゼ，エスアイ・メッシュ，メピテル® ワン等)を用いると前述の問題が解消しやすい．

3．Ⅲ度熱傷

　皮膚全層が障害されている状態である．自然経過だと固着した壊死が多くの場合感染を併発しながら融解し，その後肉芽形成〜瘢痕治癒まで数か月以上要することもある．治療の主眼は外科的に壊死を切除することが第一選択であり，特に生命予後に影響する程度の広範囲熱傷では早期壊死切除が推奨されている．

　そのため外用療法はあくまでも外科的治療前の感染対策が主眼となるのでスルファジアジン銀を中心とした抗菌剤を用いる．

　小範囲の下腿の低温熱傷など外来管理が可能な場合は，患者本人と相談し，積極的な外科的治療を行うのか，保存的治療を行うのか選択している．後者の場合の外用療法は様々で，ワセリンや抗生物質軟膏など油脂性基剤を用いるかスルファジアジン銀クリームの加水的効果を狙って早期に壊死を浸軟させて早めに少しずつ壊死を除去するか，またはブロメライン軟膏を用いて化学的に壊死を融解させるかを選択している．この場合ほとんどが外来通院となり自宅処置を指導するが，スルファジアジン銀クリームを用いると融解した外用剤も加わり滲出液が多くなるので厚めの top dressing が必要となる．ブロメライン軟膏は正常皮膚にあたると刺激性が強く疼痛を生じるので壊死部分にのみ外用し，周囲の健常皮膚にはワセリンなどを保護的に外用するよう指導している．Ⅲ度熱傷は受傷早期は疼痛がないので保存的治療を希望されることも多いが，壊死が融解し炎症が強くなると疼痛を生じること，また治療に時間がかかることより外科的治療を希望されることもあり常に手術を提案するようにしている．

おわりに

　熱傷の外用療法について概説した．現実には別項で解説されている創傷被覆材も外用剤とともに併用しているのが現実である(表 5)．熱傷における局所療法のコツは適切な深度判定に基づいて適切な創傷治癒に関する知識のもとに行われるべきである．そのためには外用剤では特に基剤の特性も考慮した選択をすべきであると考える．

表 5．熱傷治療の深さ，面積による治療法の基本的な考え

	生命にかかわる広範囲熱傷	入院が必要な広範囲熱傷	外来レベルの熱傷
EB〜SDB	創保護，治癒促進 ワセリン基剤軟膏 創傷被覆材	創保護，治癒促進 ワセリン基剤軟膏 肉芽形成促進剤 創傷被覆材	創保護，治癒促進 ワセリン基剤軟膏 肉芽形成促進剤 創傷被覆材
DDB〜DB	感染予防，壊死除去 術前管理 ゲーベン® クリーム 外科的壊死切除 化学的壊死切除	感染予防，壊死除去創保護 (DDB) ゲーベン® クリーム ワセリン基剤軟膏 壊死切除	創保護，壊死除去 ワセリン基剤軟膏 創傷被覆材：短期交換 壊死切除 感染を生じたら抗菌剤

参考文献

1) 熱傷診療ガイドライン（改訂第 2 版）. 日本熱傷学会学術委員会編. pp. 43-50, 2015.

2) 日本皮膚科学会ガイドライン　創傷・褥瘡・熱傷ガイドライン—6：熱傷診療ガイドライン. 日皮会誌. **127**(10)：2261-2292, 2017.

3) 安西　喬ほか：ブロメライン軟膏の壊死組織に対する影響—二重盲検法による比較—. 形成外科. **15**：456-467, 1972.

4) KH-101 研究班：KH-101 軟膏（リフラップ軟膏）の皮膚潰瘍に対する治療効果の検討—Well controlled comparative study—. 西日皮. **48**(3)：4321-4330, 1985.

5) Akita, S., et al.：The quality of pediatric burn scars is improved by early administration of basic fibroblast growth factor. J Burn Care Res.

27(3)：333-338, 2006.

6) 藤原　修ほか：新鮮深達性 II 度熱傷創の bFGF 製剤による局所治療の経験. 熱傷. **34**：71-79, 2008.

7) 原田輝一：【症例と Q & A で学ぶ最新の熱傷診療】Q & A　知識の確認と最新情報　局所療法　保存的治療. 救急・集中治療. **16**：671-674, 2004.

8) 末永義則, 山元　修：2 度熱傷に対するケナコルト AG 軟膏の治療効果. 西日皮. **48**：88-91, 1986.

9) 川嶋邦裕, 杉原平樹：外用剤と創被覆材の選択. 形成外科 ADVANCE シリーズ II-10 熱傷の治療：最近の進歩. p. 101-111, 克誠堂出版, 2003.

10) 安田　浩. 初期局所療法. レジデント. **6**：48-54, 2013.

11) 安田　浩ほか：熱傷初期の局所療法の現状—日本熱傷学会専門医に対するアンケート結果より—. 熱傷. **38**：285-292, 2012.

SOKU-IKU GAKU

足育学

好評

外来でみる
フットケア・フットヘルスウェア

編集：**高山かおる**　埼玉県済生会川口総合病院 主任部長
一般社団法人足育研究会 代表理事

2019 年 2 月発行　B5 判　274 頁　定価（本体価格 7,000 円＋税）

治療から運動による予防まで
あらゆる角度から「足」を学べる足診療の決定版！

解剖や病理、検査、治療だけでなく、日々のケアや爪の手入れ、
運動、靴の選択など知っておきたいすべての足の知識が網羅されています。
皮膚科、整形外科、血管外科・リンパ外科・再建外科などの**医師**や**看護師**、
理学療法士、**血管診療技師**、さらには**健康運動指導士**や**靴店マイスター**など、
多職種な豪華執筆陣が丁寧に解説！
初学者から専門医師まで、とことん「足」を学べる一冊です。

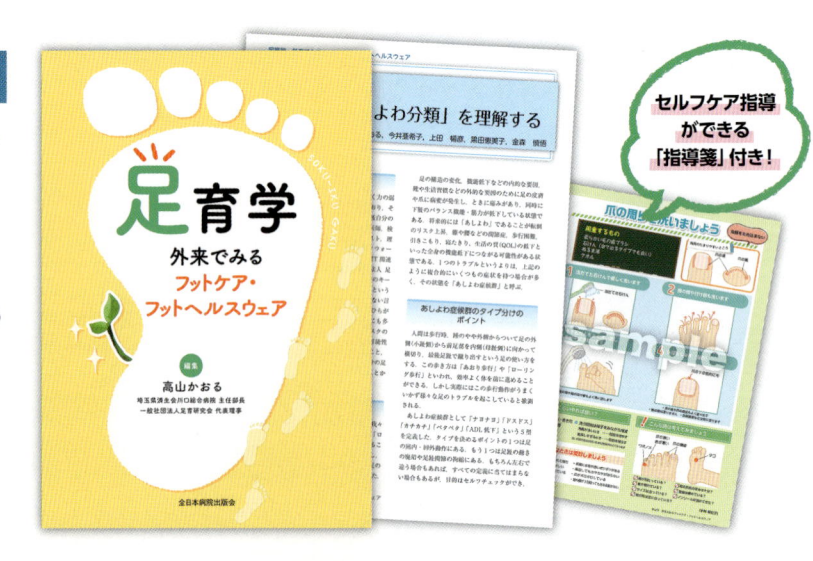

セルフケア指導
ができる
「指導箋」付き！

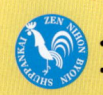

全日本病院出版会

〒113-0033 東京都文京区本郷 3-16-4　Tel:03-5689-5989
www.zenniti.com　Fax:03-5689-8030

PEPARS No.155：25-34, 2019

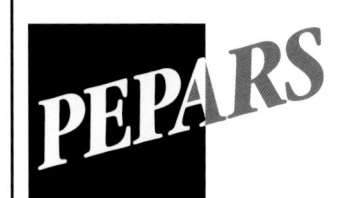

熱傷創と採皮創に使用する創傷被覆材

松村　一*

Key Words：熱傷(burns)，採皮創(donor site)，創傷被覆材(wound dressing material)，浸出液(exudate)，抗菌性(antimicrobial)，シリコン粘着剤(silicone adhesive)

Abstract 　　分層皮膚欠損創であるⅡ度熱傷，採皮創に対して，創傷被覆材を用いることは，適切な湿潤環境を提供し創の早期上皮化が期待されるため有用な方法である．創面からの浸出液は，創の状態により異なることから，適切な浸出液保持量の創傷被覆材を選び，適宜交換していくことが重要である．創傷被覆材の交換時には，創面と創傷被覆材コンタクトレーヤーが固着すると，再生上皮を損傷して創治癒遅延となり，疼痛にもつながる．近年では，それらを予防するためにシリコン粘着剤をコンタクトレーヤーに用いる創傷被覆材が増えている．創傷被覆材を用いる場合には，創を密閉するために，創部の感染に注意を要する．感染，細菌のコンタミネーションを防ぐために，銀製剤などを用いた抗菌性創傷被覆材も用いられている．

創傷被覆材

1．ガーゼドレッシングから創傷被覆材へ

従来，熱傷創や採皮創に対しては，ガーゼと軟膏を用いて被覆，あるいは，それらに非固着性ガーゼをコンタクトレーヤーに使用することが多かった．このようなドレッシングでは，適切な湿潤環境が維持できず，浸出液が多ければ，周囲に浸出液が漏れ出て，周囲正常皮膚の浸軟につながるため，頻回な交換が必要になる．逆に，浸出液が少ない場合には，創面にドレッシング材が固着しやすく，交換時の疼痛や治癒遅延につながる．

このため，近年では，これらのガーゼを中心としたドレッシングから創傷被覆材を使用することが一般的になりつつある．創傷被覆材は，フォーム材，ファイバー材，コロイド材などに大別され

るが，現在では非常に多くのタイプの創傷被覆材が上市されており，その選択の幅が広がったと同時にどれを選択するのがよいか迷うという状況にもなっている(表1)．

2．創傷被覆材に求められる機能

創傷被覆材に求められる機能は，

1）創面から浸出液を適切に吸収し，湿潤環境を提供して良好な創傷治癒の環境をもたらすこと

2）外部からの細菌や異物のコンタミネーションを避けること

3）交換時に，再生してきた表皮を傷つけることなく，疼痛を軽減すること

4）周囲正常皮膚の浸軟を避けること

5）必要に応じて適度な粘着性を持ち簡便に使用できること

6）必要に応じて抗菌性を有すること

などである[1)2)]．

* Hajime MATSUMURA, 〒160-0023　東京都新宿区西新宿6-7-1　東京医科大学形成外科学分野，主任教授

表 1. 創傷被覆・保護材一覧（文献 8 より引用）

医療機器分類（薬機法） 分類	一般的名称	使用材料（業界自主分類）	保険償還名称・価格（診療報酬）	販売名	会社名（製造販売元／販売元）	特徴（各社記載・30字）	管理区分（薬機法）
外科・整形外科用手術材料	粘着性透明創傷被覆・保護材	ポリウレタンフィルム	技術料に包括	オプサイト ウンド	スミス・アンド・ネフュー（株）	創傷部が治癒するための最適な環境を作り、疼痛を軽減します	管理医療機器
				テガダーム トランスペアレント ドレッシング	スリーエム ジャパン（株）	片手で貼れるので、一人でも作業が行えるフィルムドレッシング	
				バイオクルーシブ Plus	ケーシーアイ（株）	水蒸気透過性を向上、片手でも貼付しやすいフィルムドレッシング	
				パーミエイド S	日東電工（株）／ニトムズ	湿潤環境を整える、創部の治癒促進のための環境を整えます	
				キュティフィルム EX	新タック化成（株）／スミス・アンド・ネフュー（株）	創傷部が治癒するための最適な環境を作り取ります	
	非固着性創傷被覆・保護材	非固着成分ガーゼ	在 009・II 103・調 013 [非固着性シリコンガーゼ] 広範囲熱傷用：1,060円／枚 平坦部位用：139円／枚 凹凸部位用：303円／枚	アダプティックドレッシング	ケーシーアイ（株）	細かく均一な孔を有し、豊富な材形で様々な目的に使用が可能	
				トレックス	富士システムズ（株）	しなやかにフィットして創傷面の乾燥を防ぎ、優しく剥がせます	
				ウルゴチュール	日東電工（株）／ニトムズ	両面にセーフタック採用。オープンメッシュ構造で滲出液を管理	
				メピテル	メンリッケヘルスケア（株）	メッシュ構造による非固着性と密着性で最適な創傷管理を実現	
				エスアイ・メッシュ	アルケア（株）		
	局所管理親水性ゲル化創傷被覆・保護材	親水性メンブラン／親水性フォーム	特定保険医療材料料	ベスキチン W	ニプロ（株）	キチンを和紙状に加工、創の保護、治癒の促進等を目的とする	
				クラビオ FG ライト	光洋産業（株）	高吸水性アルギン酸フォーム材、滲出液吸収して速やかにゲル化	
	局所管理ハイドロゲル創傷被覆・保護材	ハイドロコロイド		デュオアクティブ ET	コンバテック ジャパン（株）	高い半透明で、滲出下で創部の観察が可能。浅い創の治癒を促進	
				テガダーム ハイドロコロイド ライト	スリーエム ジャパン（株）	透明性があり創の観察が容易、円形型は経済的。作業性が良い	
		ハイドロジェル		アクアキュアーサジカル	日東電工（株）／ニトムズ		
				レプリケア ET	スミス・アンド・ネフュー（株）	高い柔軟性と適度な粘着性を併せ持ち、屈曲部にもなじみます	
				ビューゲル	ニチバン（株）／大鵬薬品工業（株）	薄く、滑りが良いのでズレによる剥がれを軽減します	
	局所管理フォーム状創傷被覆・保護材	ポリウレタンフォーム	在 008・II 101・調 012 [皮膚欠損用創傷被覆材] 真皮に至る創傷用 6円／cm²	ハイドロサイト 薄型	スミス・アンド・ネフュー（株）	水分80%で湿潤環境維持。透明で創面観察が容易。溶解しない	
				メピレックス ライト	スミス・アンド・ネフュー（株）	密着性・追従性に優れた自着性フォームドレッシングです	
				メピレックスボーダー ライト	メンリッケヘルスケア（株）	セーフタック採用、脆弱皮膚にもやさしく剥離時の痛み軽減	
				キュティメド シルテック L	テルモ・ビー・エスエヌ（株）／テルモ（株）	セーフタック採用。高い吸収力。薄く高い追従性	
	抗菌性創傷被覆・保護材	ハイドロコロイド		バイオヘッシブ Ag ライト	アルケア（株）	上部に高吸収粒子を配置したポリウレタンフォーム材	高度管理医療機器
		親水性ファイバー		アクアセル Ag BURN	コンバテック ジャパン（株）	スルファジアジン銀による創傷面の衛生環境を向上を図りました／アクアセル Ag をナイロン糸で強化。熱傷処置に適したサイズ展開	

高度管理医療機器

外科・整形外科用手術材料

特定保険医療材料

在008・II101・調012
【皮膚欠損用創傷被覆材】
皮下組織に至る創傷用
標準型：10円/cm²
異形型：37円/g

材料区分	製品名	製造販売元	特徴
二次治癒ハイドロゲル創傷被覆・保護材　ハイドロコロイド	コムフィール	コロプラスト（株）	高い柔軟性・伸縮性。周囲縁に向かって薄く成形
	デュオアクティブ	コンバテック ジャパン（株）	創を密閉して湿潤環境を保ち血管新生・肉芽増殖。上皮形成を促進
	デュオアクティブ CGF	コンバテック ジャパン（株）	交換時にゲルが残りにくい、柔軟性に優れ様々な部位に貼付可能
	アクアキュアワウンド	日東電工（株）/ニトムズ	吸湿性・保湿性に優れ、滲出液の漏れが起こりにくくなっています
	テガダーム ハイドロコロイド	スリーエム ジャパン（株）	透明形状があり創の観察が容易、円形形は経済性・作業性が良い
	レプリケア ウルトラ	スミス・アンド・ネフュー（株）	薄く、滑りが良いのでずれによる剥がれを軽減します
ハイドロジェル	イントラサイト ジェル システム	スミス・アンド・ネフュー（株）	壊死組織の自己融解、肉芽形成、及び上皮化を促進します
	グラニュゲル	コンバテック ジャパン（株）	壊死組織を融解し、肉芽形成・上皮化を促進
二次治癒親水性ゲル化創傷被覆・保護材　親水性メンブラン	ベスキチン W-A	ニプロ（株）	キチンをフリーズ状に加工、創の保護、治癒の促進等を目的とする
親水性ファイバー	ソーブサン	アルケア（株）	柔らかなアルギン酸不織布が最適な湿潤環境を創ります
	アルゴダーム トリオニック	スミス・アンド・ネフュー（株）	繊維構造と共に優れた滲出液吸収のため、適切な湿潤環境を保ちます
	カルトスタット	スミス・アンド・ネフュー（株）	止血促進と共に優れた滲出液吸収で治癒に適した湿潤環境を提供
	アクアセル	コンバテック ジャパン（株）	滲出液を吸収、細菌を封じ込め、創の湿潤環境保持 逆戻りを防ぐ
二次治癒フォーム状創傷被覆・保護材　ポリウレタンフォーム状	アクアセル フォーム	コンバテック ジャパン（株）	アクアセル フォーム層で高滲出液吸収を実現、粘着層はシリコン
	ティエール	ケーシーアイ（株）	創の形状に合わせてフィット、滲出液が漏れにくいフォーム材
	テガダーム フォーム ドレッシング	スリーエム ジャパン（株）	しなやかで柔らかいフォーム、屈曲部にもなじみやすい
	ハイアテン	コロプラスト（株）	高い柔軟性。周囲辺縁に向かって薄く成形
	ハイアテン シリコーン	コロプラスト（株）	高い柔軟性、ボーダー部の粘着剤にシリコーンゲルを使用
	ハイアテン シリコーン+	コロプラスト（株）	滲出液を垂直方向へ吸収、全貼付面にシリコーンゲルを使用
	ハイドロサイト プラス	スミス・アンド・ネフュー（株）	自由にカットして使用できる非粘着タイプのハイドロサイトです
	ハイドロサイト AD プラス	スミス・アンド・ネフュー（株）	創部への被覆が容易でしっかり粘着タイプのハイドロサイトです
	ハイドロサイト AD ジェントル	スミス・アンド・ネフュー（株）	肌に優しいシリコーン粘着タイプのハイドロサイトです
	ハイドロサイト ライフ	スミス・アンド・ネフュー（株）	患者の声をもとに開発をし、交換目安もついたハイドロサイトです
	メピレックス	メンリッケヘルスケア（株）	セーフタック採用。やわらかく高い追従性。脆弱皮膚にもやさしい
	メピレックス ボーダーII	メンリッケヘルスケア（株）	セーフタック採用。5層構造。滲出液や組織損傷を軽減
	ウルゴチュール アブソーブ	日東電工（株）/ニトムズ	優しく剥がせて交換時の二次損傷を防止。吸液性と透湿性に優れる
	ウルゴチュール アブソーブ ボーダー	日東電工（株）/ニトムズ	優しく剥がせて交換時の二次損傷を防止。シリコーン粘着タイプ
	キュティメド シルテック	テルモ・ビーエスエヌ（株）/テルモ（株）	上部に高吸収分子を配置したポリウレタンフォーム材

表 1. つづき

医療機器分類(薬機法) 分類	医療機器分類(薬機法) 一般的名称	使用材料(業界自主分類)	保険償還名称・価格(診療報酬)	販売名	会社名(製造販売元/販売元)	特徴(各社記載・30字)	管理区分(薬機法)
外科・整形外科用手術材料	抗菌性創傷被覆材	親水性ファイバー	在008・II101・調012 [皮膚欠損用創傷被覆材 皮下組織に至る創傷用] 標準型:10円/cm² 異形型:37円/g	アクアセル Ag	コンバテック ジャパン(株)	アクアセルに抗菌効果をプラス。柔軟性があり、深い創にも密着	高度管理医療機器
				アクアセル Ag 強化型	コンバテック ジャパン(株)	アクアセル Ag をリヨセル糸で強化。使いやすいリボン状	
				アクアセル Ag Extra	コンバテック ジャパン(株)	アクアセル Ag に更なる吸収力と強度をプラス。交換頻度を低減	
				アクアセル Ag フォーム	コンバテック ジャパン(株)	アクアセル Ag フォームに銀イオンの抗菌効果をプラス	
		ポリウレタンフォーム		アルジサイト Ag	スミス・アンド・ネフュー(株)	アルギン酸ドレッシングに、銀による抗菌効果が加わりました	
				ハイドロサイト 銀	スミス・アンド・ネフュー(株)	高い吸収力に銀の抗菌効果を加えたハイドロサイトです	
				ハイドロサイト ジェントル 銀	スミス・アンド・ネフュー(株)	シリコーン粘着のハイドロサイトに銀の抗菌効果を追加しました	
				メピレックス Ag	メンリッケヘルスケア(株)	セーフタックと硫酸銀による即効・持続的抗菌効果(テープ無)	
				メピレックスボーダー Ag	メンリッケヘルスケア(株)	セーフタックと硫酸銀による即効・持続的抗菌効果(テープ有)	
		ハイドロコロイド		バイオヘッシブ Ag	アルケア(株)	スルファアジアジン銀による創傷面の衛生環境の向上を図りました	
	深部体腔創傷被覆・保護材	親水性フォーム	在008・II101・調012 [皮膚欠損用創傷被覆材 筋・骨に至る創傷用] 25円/cm²	ベスキチン F	ニプロ(株)	キチンをスポンジ状に加工。創の保護、治癒の促進等を目的とする	
	親水性ビーズ	高分子ポリマー	II105 [デキストラノマー] 142円/g	デブリサン	佐藤製薬(株)		
	陰圧創傷治療システム	ポリウレタンフォーム/ポリビニルアルコールフォーム		V.A.C. 治療システム	ケーシーアイ(株)	構成品として使用。滲出液を効率的に除去。肉芽形成を促進する	
		ポリウレタンフォーム		InfoV.A.C. 治療システム	ケーシーアイ(株)	電動式吸引ポンプと組合わせて使用。肉芽形成を促進	
				ActiV.A.C. 治療システム	ケーシーアイ(株)	電動式吸引ポンプと組合わせて使用。肉芽形成を促進。標備軽減	
		コットン		RENASYS 創傷治療システム	スミス・アンド・ネフュー(株)	構成品として使用。滲出液を効率的に除去。肉芽形成を促進する	
		ポリウレタンフォーム		RENASYS 創傷治療システム	スミス・アンド・ネフュー(株)	吸引ポンプと組合わせて使用。肉芽形成を促進する	
	単回使用陰圧創傷治療システム	多層構造ドレッシング	II159 [同所陰圧閉鎖処置用材料] 22円/cm²	SNaP 陰圧閉鎖療法システム	ケーシーアイ(株)	創傷面にシリコンゲルを使用	
				PICO 創傷治療システム	スミス・アンド・ネフュー(株)	非電動・高静音。ハイドロコロイドによる陰圧創傷管理デバイス	
		陰圧維持管理装置	II180 [陰圧創傷治療用カートリッジ] 19,400円(入院外のみ算定可)	SNaP 陰圧閉鎖療法システム	ケーシーアイ(株)	電動small、入院・入院外で使用可能。小型で携帯可能	
				PICO 創傷治療システム	スミス・アンド・ネフュー(株)		
主体内移植器具	コラーゲン使用人工皮膚	コラーゲンスポンジ	II102 [真皮欠損用グラフト] 451円/cm²	ベルナック	グンゼ(株)/スミス・アンド・ネフュー(株)	熱傷、外傷、手術等による各種皮膚欠損創の真皮形成に使用	
				テルダーミス真皮欠損用グラフト	オリンパス テルモ バイオマテリアル(株)/アルケア(株)	熱傷・外傷・手術創などの重度の皮膚・粘膜欠損部使用の材料です	
				インテグラ真皮欠損用グラフト	センチュリーメディカル(株)	重度皮膚欠損創に使用可能。コンドロイチン6硫酸を架橋結合	
		脱細胞組織		OASIS 細胞外マトリックス	Cook Japan(株)	天然組成の3次元構造&マトリックス分子が創傷治癒を促進します	

(文献 8 より引用)

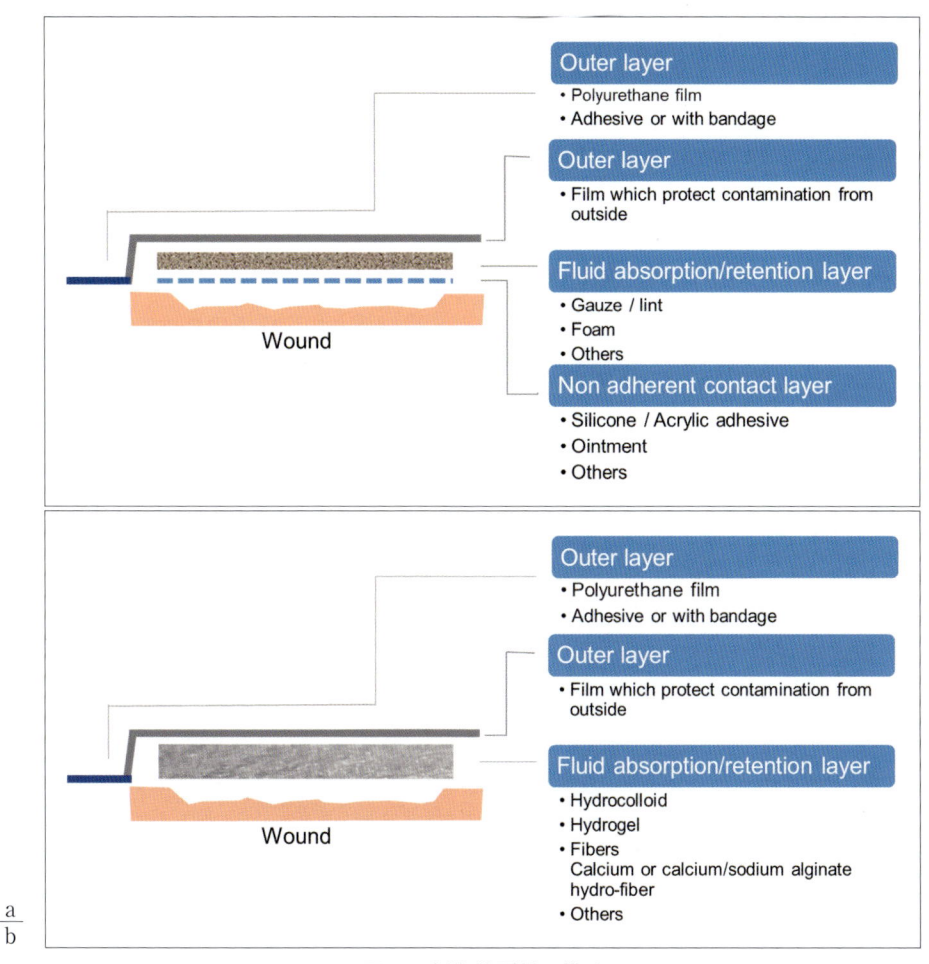

図 1. 創傷被覆材の構造

3. 創傷被覆材の構造

創傷被覆材の構造には，ファイバー材などの単層構造のものから複数層で構成されるものまで，様々ある．現在，頻用されている創傷被覆材の代表的な構造を図 1 に示す．

コンタクトレーヤーは，創傷被覆材が創面に固着しないようにするものである．創面・創周囲に粘着する創傷被覆材においては，創部・創部周囲に粘着するが，固着しないようにすることが必要である．従来はアクリル粘着剤を用いることが多かったが，最近ではシリコン粘着剤が使用されるようになった．ファイバー材，ハイドロコロイド材は通常コンタクトレーヤーは持たずに，浸出液吸収層が直接創面に接する．浸出液吸収層は，不織布，フォーム材，ファイバー材，コロイド材などの素材が使用され，その種類や量によって，吸収される浸出液の量が異なってくる．最外層は通常ポリウレタンフィルムなどが用いられ，創外からの細菌や異物のコンタミネーションを防止する．

4. 代表的な浸出液吸収材

A. ハイドロコロイド

1982 年に開発された親水コロイドドレッシングで，ハイドロコロイドの外層をポリウレタンフィルムなどで覆っている．ゼラチン，ペクチン，カルボキシメチルセルロースナトリウム，ポリイソブチレンからなる親水性コロイド粒子が浸出液を吸収してゲル状になることで，創面の湿潤環境を提供する．コロイド材自体に創への自着性があるが，浸出液が多いとドレッシング材の周囲にゲルが漏れ出たり，正常皮膚の浸軟を起こすことがある．したがって，浸出液の多い II 度熱傷初期などに用いる場合には交換回数が多くなる．

B. アルギン酸塩

海藻から抽出したアルギン酸ナトリウムまたは

カルシウムを繊維化したり，フォーム化したもので，自重の10〜20倍の浸出液を吸収してゲル化する．最初に湿らされない限り，創面に固着するため，交換時には注意を要する．採皮部で使用する場合には，上皮化が完了するまでそのままにすることもある．アルギン酸塩は，カルシウムイオンを含んでいるため，止血作用を有するのが特徴である．自着性はなく，通常セカンダリードレッシングが必要になる．

C．ハイドロファイバー

カルボキシメチルセルロースナトリウムの繊維からなり，自重の約30倍の浸出液を吸収してゲル化する．吸収の速度は速く，水分の後戻りも少ない．浸出液とともに細菌を繊維間に閉じ込める働きがある．繊維だけでできているものでは自着性はなく，通常セカンダリードレッシングが必要となる．

D．ポリウレタンフォーム

自重の約10倍の浸出液を吸収するポリウレタンフォームの外層をポリウレタンフィルムなどで覆ったものである．ポリウレタンフォーム自体には自着性がないが，各種の粘着剤が創面側に使用されているものがある．最近では多くの創傷に広く用いられている．

5．抗菌性創傷被覆材

II度熱傷創において，創傷被覆材の適切な使用で外部からのコンタミネーションを避けたとしても局所感染を完全に避けることは難しい．皮膚付属器に常在する細菌等により表皮バリアのなくなった創面に感染をきたすことは十分ある．

近年の創傷被覆材には，抗菌性を有するものもある．通常，銀やシルバーサルファダイアジンを含有させて徐放させることにより，創傷被覆材内部や創表面の抗菌作用を期待するものである．ハイドロファイバー，アルギン酸塩，ハイドロコロイド，ポリウレタンフォーム等に含有されている．抗菌性は銀イオンとして発揮され，銀イオンをドレッシング材から徐放させることで3日から7日の効果があると言われている．銀イオンは広

い抗菌スペクトルを有するが，耐性菌ができにくいことが知られている．II度熱傷創において，創傷被覆材の適切な使用で外部からのコンタミネーションを避けたとしても局所感染を完全に避けることは難しい．皮膚付属器に常在する細菌等により表皮バリアのなくなった創面に感染をきたすことは十分ある．したがって，II度熱傷創に対して，銀含有抗菌性創傷被覆材を用いることは一定の効果がある[3)4)]．

銀以外の抗菌性ドレッシングでは，はちみつを含有したドレッシング材が海外では用いられているが[5)]，本邦においては導入されていない．微生物結合型ドレッシング材としてベタイン/ポリヘキサニド・ゲルがあるが[6)]，本邦において熱傷創などに対する使用経験はまだ乏しい．

6．シリコン粘着剤を用いたコンタクトレーヤー

皮膚欠損創の治癒は，皮膚付属器からの表皮分化，増殖，遊走，あるいは創辺縁からの表皮伸展による再生上皮によって行われる．この再生上皮は，創傷被覆材やガーゼが創に固着している状態で剥離すると容易に損傷，剥離してしまう．これにより，創傷治癒遅延と交換時の疼痛につながる．ファイバー材，ハイドロコロイドはコンタクトレーヤーを持たないが，自着性のあるフォーム材には，粘着剤が使用されている．従来，この粘着剤には，アクリル系粘着剤(セメダインに代表される接着剤と同様のもの)が使用されてきた．これに対して最近では，シリコン系粘着剤が使用されるようになり，創傷被覆材の剥離時の再生上皮の損傷と疼痛が明らかに少なくなっている(図2，3)[1)2)7)]．

熱傷創，採皮創に対しての創傷被覆材の使用

1．II度熱傷

日本熱傷学会診療ガイドライン[8)]にても，II度熱傷に対する創傷被覆材の使用は推奨されており，有効性が認められる．II度熱傷は，通常自然上皮化が期待されるが，治癒遅延を起こせば肥厚

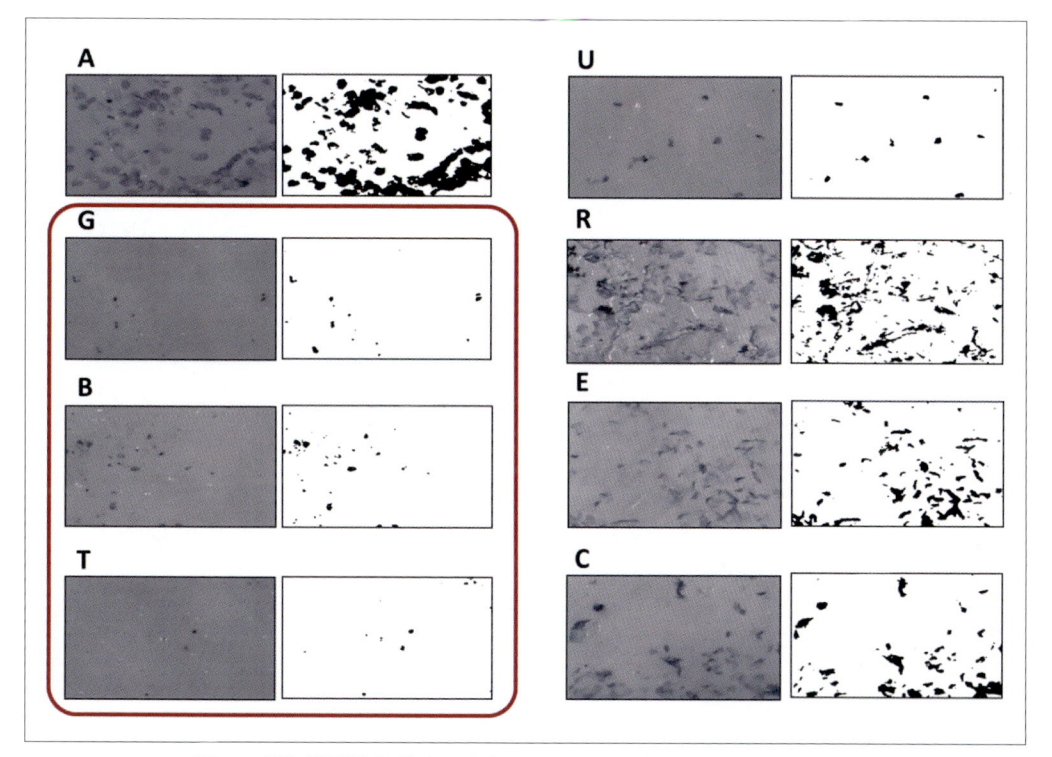

図 2. 創傷被覆材剝離時の表皮剝離量の比較（文献 1 より引用改変）

G，B，T はシリコン粘着剤を使用しており，損傷が明らかに少ない．

A：polyurethane foam using acrylic adhesive：Hydrosite® AD plus

G：polyurethane foam using silicone adhesive：Hydrosite® AD gentle

B：polyurethane foam using silicone adhesive：Mepilex® Border

T：dressing coated on one surface with a layer of soft silicone：Mepilex® Transfer

U：self-adhesive polyurethane foam：Hydrosite® ultrathin

R：composite hydrocolloid film：Replicare®

E：DuoACTIVE® ET

C：DuoACTIVE® CGF

図 3.

創傷被覆材剝離時の疼痛（pain intensity）

G．B．T はシリコン粘着剤を使用しており，疼痛は明らかに少ない．

  A：polyurethane foam using acrylic adhesive：Hydrosite® AD plus

  G：polyurethane foam using silicone adhesive：Hydrosite® AD gentle

  B：polyurethane foam using silicone adhesive：Mepilex® Border

  T：dressing coated on one surface with a layer of soft silicone：Mepilex® Transfer

（文献 7 より引用改変）

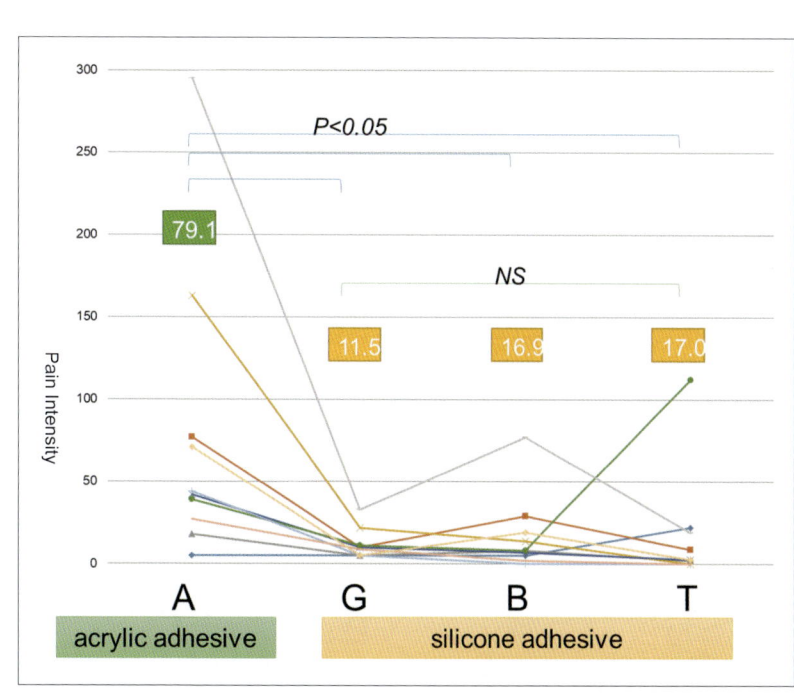

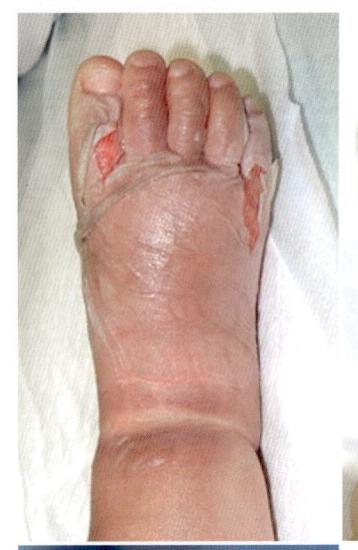
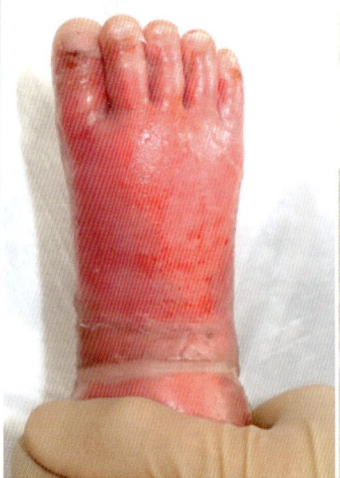
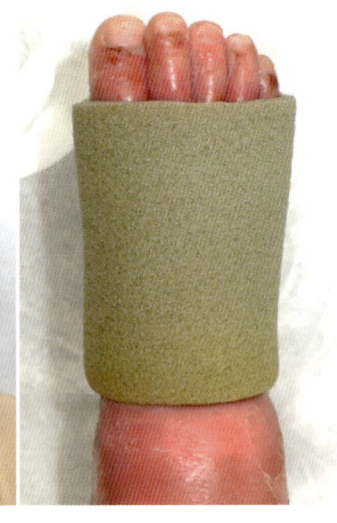

a | b | c
d

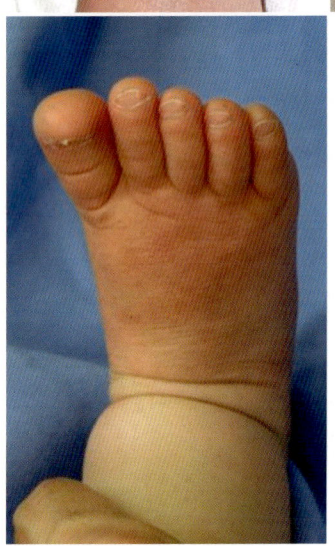

図 4.
1歳，男児．Scald burn II 度深達性熱傷
銀含有抗創傷被覆材（シリコン粘着剤使用，フォーム材）の貼付にて，拘縮なく治癒した．
　a：受傷直後，水疱蓋を除去して創傷被覆材を使用した．
　b：受傷後 8 日目
　c：メピレックス® Ag による被覆を継続した．
　d：受傷後 5 か月の状態，拘縮はない．

性瘢痕を残す．創傷被覆材の使用は，感染を予防して可能な限り早期に上皮化させることが重要となる．このため，外部からの細菌のコンタミネーションの予防と適度な湿潤環境の提供という面で創傷被覆材の効果が大きく期待される．II 度熱傷受傷早期には，浸出液が多く，その後浸出液が減少するため，適切な浸出液吸収能の創傷被覆材を選択あるいは，適宜交換することが重要である．また，比較的浅い II 度熱傷は疼痛が強いため，創傷被覆材を選択すれば，交換回数が少なくできる点，交換時の疼痛を減らせるという利点がある．このようなことから，小児の II 度の scald burn や外来管理の II 度熱傷などが最もよい適応である（図 4）．感染が危惧される場合には，抗菌剤含有

の創傷被覆材も有用である（図 5）．

2．III 度熱傷

III 度熱傷に対する創傷被覆材の有効性に関するエビデンスは低く，日本熱傷学会診療ガイドライン[8]にても積極的なエビデンスはないとしている．III 度熱傷では，通常，保存療法ではなく植皮などの外科的治療が基本となる．また，壊死組織があるため，創傷被覆材で創を密閉することは感染の危険が高まる．したがって，直接，III 度熱傷創面上に創傷被覆材を用いることは少ない．しかしながら，極く小範囲の熱傷で，壊死組織の自己融解を促進させるために，ハイドロコロイド材などを用いることもある．

III 度熱傷創のデブリードマン後には，創感染の

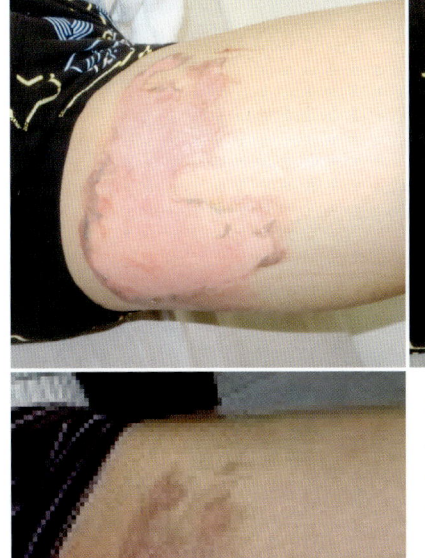
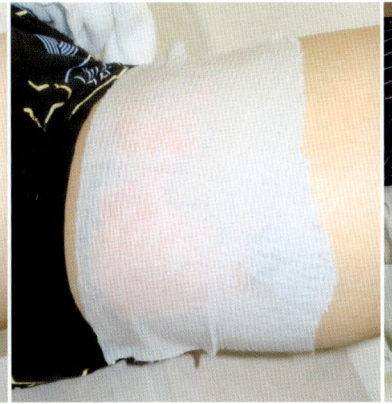
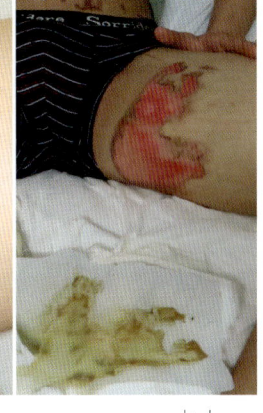
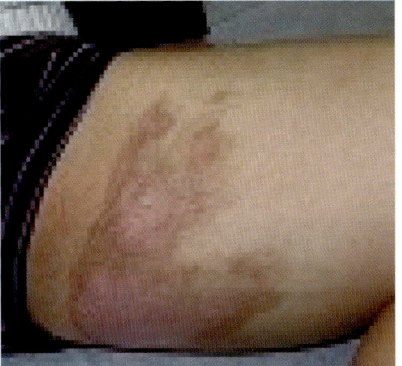

図 5.
20 歳代，男性．Scald BurnⅡ度浅達性熱傷～Ⅱ度深達性熱傷
銀含有抗菌性創傷被覆材（ハイドロファイバー材）の貼付にて，肥厚性瘢痕となることなく上皮化した．
　a：受傷後 2 日目
　b：受傷後 2 日目，生理食塩水でゲル化させた
　　アクアセル® Ag BURN を貼付した．
　c：受傷後 6 日目，創傷被覆材交換時の状態
　d：受傷後 21 日目，上皮化が完了している．

a	b	c
d		

リスクも減少するため，創傷被覆材も用いられる．この場合には，浸出液が多いため，適切な浸出液吸収能の創傷被覆材を選択する必要がある．また，デブリードマン後人工真皮を貼付するような場合には，周囲の残存熱傷創からの細菌のコンタミネーションを避けるために，残存熱傷創と人工真皮のデブリードマンされた創面に抗菌性創傷被覆材を用いることはよい方法である（図 6）.

3．採皮創

　熱傷治療において，採皮創をいかに早く，きれいに上皮化させるかは非常に重要である．採皮創に対しては，現在では創傷被覆材を用いるのが一般的である．創傷被覆材の選択にあたっては，特に湿潤環境を提供できるものであればよい．アルギン酸塩を自然に剝離されるまで貼りっぱなしにする方法，最初の 2 日間はポリウレタンフィルムにしてその後のフォーム材に貼り替える方法等々，様々な方法で使用されている．各症例，各医師，各施設で使いやすいものを選択すればよい．
　採皮創に用いられる場合には，採皮創の止血を

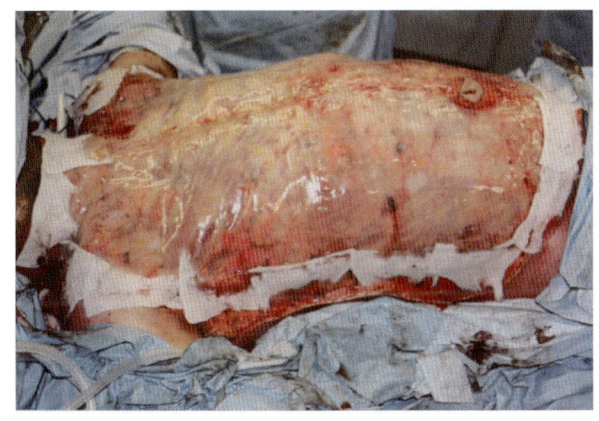

図 6．60 歳代，男性，広範囲熱傷
胸部の熱傷創をデブリードマン後に人工真皮 Integra® を貼付した．残存する熱傷創との間に銀含有抗菌性創傷被覆材を用いている．

十分に行ってから貼付することが重要である．止血が不十分であると，後出血をきたすだけでなく，創傷被覆材の剝離時に，凝血塊が再生上皮と固着して，再生上皮の損傷につながることがあるので注意を要する．

参考文献

1) Matsumura, H., et al.：Removal of adhesive wound dressing and its effects on the stratum corneum of the skin：comparison of eight different adhesive wound dressings. Int Wound J. **11**(1)：50-54, 2014.

2) Matsumura, H., et al.：A model for quantitative evaluation of skin damage at adhesive wound dressing removal. Int Wound J. **10**(3)：291-294, 2013.

3) Silverstein, P., et al.：An open, parallel, randomized, comparative, multicenter study to evaluate the cost-effectiveness, performance, tolerance, and safety of a silver-containing soft silicone foam dressing(intervention) vs silver sulfadiazine cream. J Burn Care Res. **32**(6)：617-626, 2011.

4) Duteille, F., Jeffery, S. L.：A phase Ⅱ prospective, non-comparative assessment of a new silver sodium carboxymethylcellulose(AQUACEL((R))Ag BURN)glove in the management of partial thickness hand burns. Burns. **38**(7)：1041-1050, 2012.

5) Kamaratos, A. V., et al.：Manuka honey-impregnated dressings in the treatment of neuropathic diabetic foot ulcers. Int Wound J. **9**：1-7, 2012.

6) Cutting, K., McGuire, J.：In vitro and clinical experience of Cutimed Sorbact：the evidence base. J Wound Care. **24**(5 Suppl)：S6-30, 2015.

7) Matsumura, H., et al.：Evaluation of pain intensity measurement during the removal of wound dressing material using 'the PainVision™ system' for quantitative analysis of perception and pain sensation in healthy subjects. Int Wound J. **9**(4)：451-455, 2012.

8) 一般社団法人日本医療機器テクノロジー協会 創傷被覆材部会作成(2018 年 4 月 1 日改訂 27 版) http://www.jsbi-burn.org/members/guideline/pdf/guideline2.pdfより引用, last accessed 4/14/2019

PEPARS　No.155：35-41，2019

◆特集／熱傷の局所治療マニュアル

感染創に対する処置

PEPARS

森岡康祐[*1]　仲沢弘明[*2]

Key Words：感染創(infectious wound)，局所治療(local therapy)，熱傷創敗血症(burn wound sepsis)，毒素性ショック症候群(toxic shock syndrome)，洗浄(cleansing)，焼痂切除(debridement)

Abstract　皮膚のバリア機能が傷害された熱傷創は細菌感染を起こしやすい状態にある．熱傷の治療においては洗浄による創の清浄化とともに，抗菌作用のある外用薬などを使用して感染を制御する．Ⅱ度熱傷は保存的加療で上皮化を図るが，深達性Ⅱ度熱傷(DDB)では必要に応じて外科的加療を考慮する．線維芽細胞増殖因子(bFGF)はⅡ度熱傷において上皮化を促進する作用があり有用である．感染を生じたⅡ度熱傷創には，生理的食塩水を用いたブラッシングが創の清浄化には有効である．一見，軽症と思われる熱傷でも toxic shock syndrome(TSS)などの重篤な感染症を発症することがあり，注意が必要である．熱傷創に対するいわゆる「ラップ療法」は創感染を生じる危険性がある．熱傷創に感染を生じると burn wound sepsis に陥り，全身状態の悪化しないうちに速やかな焼痂切除が必要となる．Ⅲ度熱傷は保存的治療では上皮化が期待できず，創感染を生じる前に焼痂切除と植皮で創閉鎖を行う．

はじめに

　皮膚の防御機能が破綻した熱傷創においては，細菌の侵入に対して無防備な状態となり容易に創感染を生じる．一旦，感染が成立した熱傷創は治癒が阻害され，さらに細菌が健常組織に侵入し重篤な状態(burn wound sepsis)となる危険性を孕んでいる．熱傷治療の本質は創感染を制御し，創の上皮化を完了することにある．本稿では熱傷の創感染について，感染機序，治療方針，保存的治療，外科的治療など，熱傷深度と関連して詳述する．

[*1] Kousuke MORIOKA，〒890-8760　鹿児島市上荒田町 37-1　鹿児島市立病院形成外科，部長
[*2] Hiroaki NAKAZAWA，〒173-8610　東京都板橋区大谷口上町 30-1　日本大学医学部形成外科学系形成外科学分野，主任教授

熱傷創と感染

　皮膚の機能には対外保護作用，分泌および排泄作用，体温調節作用，知覚作用，対内保護作用などが挙げられ，熱傷による皮膚の破壊はこれらの機能を阻害し，外界からのバリア機能が破綻して血管や組織が露出した状態である[1]．正常皮膚には常に細菌が存在しているが，皮表酸性膜(酸外套)や，皮表脂質フィルムの存在によって細菌の増殖は抑えられ，生体を防御している．熱傷により正常皮膚の自家清浄作用が失われると，受傷後数時間のうちにグラム陽性球菌による細菌汚染が発生する[2]．また血流の途絶した壊死組織である焼痂は，細菌の培地となり感染が成立する温床となる．

　熱傷による細菌感染の特徴に burn wound sepsis がある．熱傷組織 $1 \, cm^3$ あたりの細菌定量により $10^5/cm^3$ 以上の菌が認められ，かつ隣接する非熱傷部位へも菌が侵入していった状態である[1]．臨

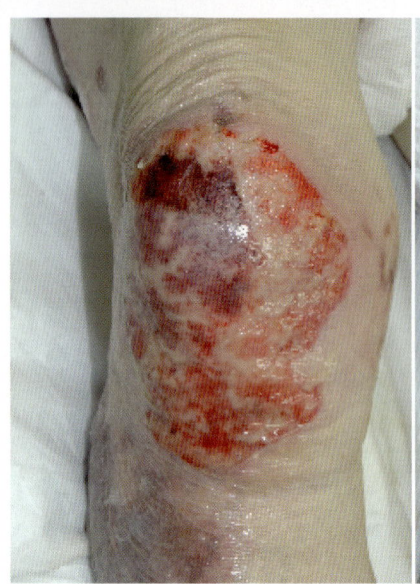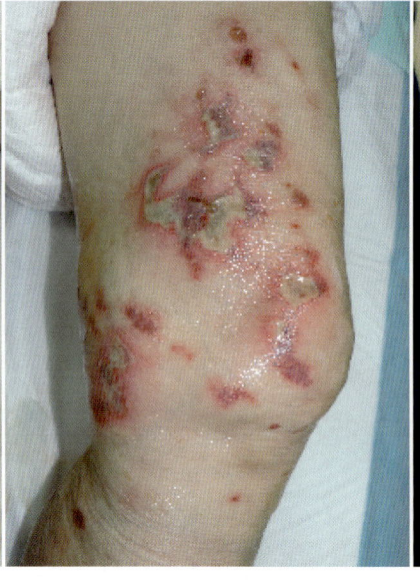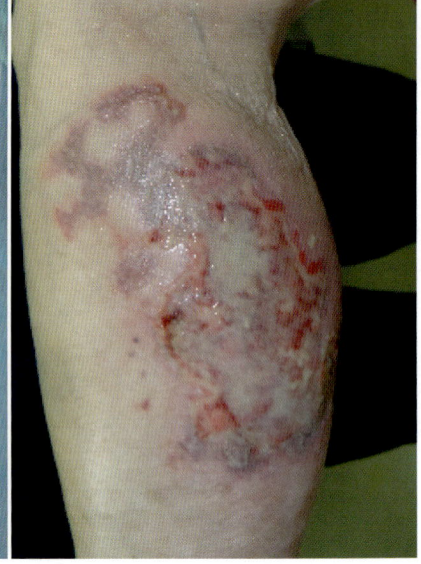

| a．右膝 | b．左大腿 | c．左下腿後面 |

図 1．Burn wound sepsis．野焼き中に受傷した広範囲熱傷

他院に搬送されて治療を受けていた．両側下肢のⅢ度熱傷創にいわゆる「ラップ療法」が行われ，受傷後 6 日目に 40℃の発熱を認めて当科に緊急転院した．熱傷創周囲の健常皮膚にも発赤を認め，burn wound sepsis を呈している．

床的には熱傷創周囲の正常皮膚の発赤・熱感に加え，体温の上昇，白血球数増多などを認める（図 1）．

　熱傷の深度が深いほど，また範囲が広いほど感染の危険性は高くなる．しかし一見軽症に見える熱傷症例でも toxic shock syndrome（TSS）を発症して敗血症性ショックになることがあるので注意が必要である[3]．黄色ブドウ球菌や化膿性連鎖球菌の一部は，それぞれ toxic shock syndrome toxin-1（TSST-1）や連鎖球菌性発熱性外毒素（streptococcal pyogenic exotoxin；SPE）を産生し，toxic shock syndrome（TSS）や toxic shock like syndrome（TSLS）を引き起こすとされる[1]．

熱傷深度と治療方針

　Ⅱ度熱傷は真皮深層の血流が保たれており，真皮内の皮膚付属器が壊死していなければ保存的加療で上皮化が期待できる．したがって，まずは創感染を回避しながら保存的加療での治癒を図る．しかし深達性Ⅱ度熱傷（DDB）では真皮深部の血管まで傷害され，感染をきたすとⅢ度熱傷に進行する[4]．DDB ではしばらくは上皮化の可能性を評価しつつ保存的加療で経過をみる場合が多いが，上皮化傾向が乏しい，あるいは創感染の兆候を認

めてⅢ度熱傷への移行が疑われる場合には手術を考慮する．

　Ⅲ度熱傷は真皮全層の血流が途絶して壊死に陥り皮膚付属器などからの上皮化は期待できず，基本的にはデブリードマンと植皮が必要である．壊死組織に感染を起こさないように創処置をしながら，感染の成立する前に可及的早期の手術を施行する．Burn wound sepsis を起こした焼痂組織は早期に切除することが原則であり，抗菌薬の全身投与は創感染の広がりを抑制し敗血症を緩和する[5]．

保存的処置

1．水疱の扱い

　Ⅱ度熱傷で水疱がある場合，感染がなければ水疱は切除せずに創面を湿潤に保つために受傷後 3 ないし 5 日間くらいは biological dressing として温存する．しかし水疱内に感染が疑われる場合は直ちに水疱を切除して，生理的食塩水で洗浄後にワセリン基剤軟膏を塗布し，非固着性のシリコンメッシュガーゼ（トレックス® ガーゼ）などをあててガーゼで被覆する[6]．

2．洗浄・消毒

　熱傷創の清浄化には生理的食塩水や水道水によ

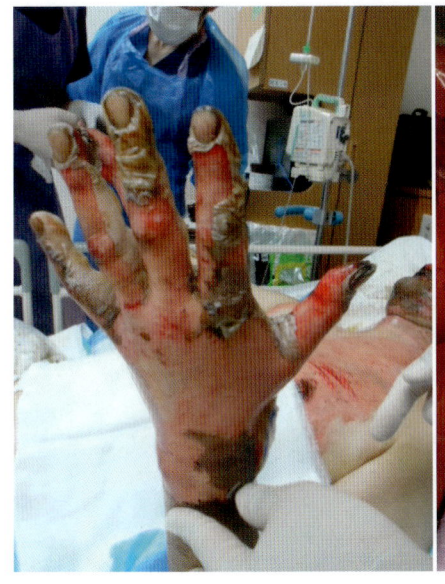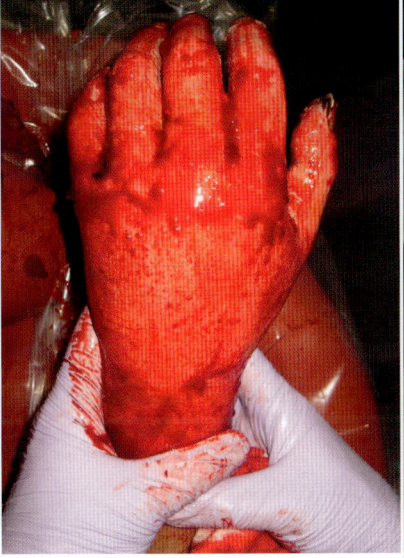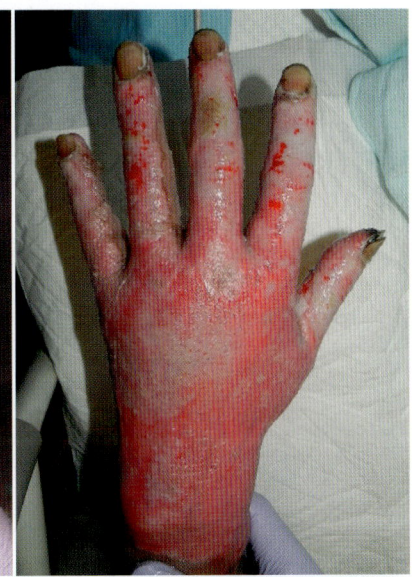

図 2.
ブラッシングを行った手熱傷
ボイラーが爆発し，着衣に引火して受傷した火焔熱傷

a	b	c
	d	

　　a：受傷後 1 日目．左手背は DDB を呈している．
　　b：受傷後 7 日目．経過中に創の汚染を認め，体幹部の植皮術の際
　　　に全身麻酔下に生理的食塩水でブラッシングをした．
　　c：受傷後 11 日目．ブラッシング施行後，創は清浄化し上皮化が
　　　進行している．
　　d：受傷後 1 か月の所見．保存的加療で治癒し，拘縮は認めない．

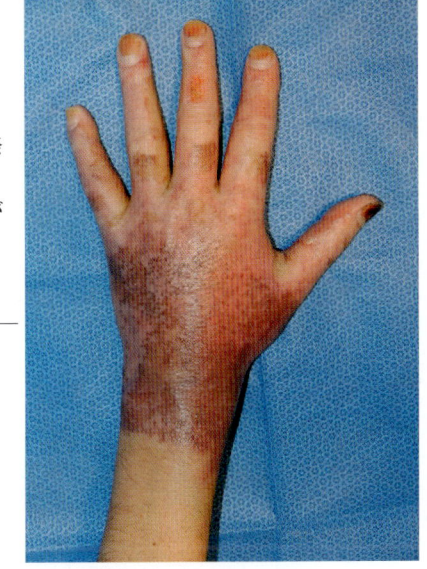

る洗浄が基本であり，いわゆる消毒は必要ないが壊死組織が大量に付着して明らかに汚染が高度な場合や，Ⅲ度熱傷創では，0.05％ヒビテン液など細胞障害性の低い薬剤で消毒することも場合によっては効果的である[6]．Ⅲ度熱傷においても創面の清浄化は重要であり，創処置の際には前回の処置に使用した外用剤などはよく洗い流す必要がある．

　Ⅱ度熱傷で経過中に創面に膿性分泌物を認めて体温上昇を生じた場合，もしくは創面に付着したバイオフィルムが容易に除去されない場合などは，大量の生理的食塩水を用いたブラッシングで創を清浄化する．ブラッシングにより創の清浄化が得られた後に，速やかに上皮化が進行することもある．徹底的なブラッシングの施行には強い疼痛を伴うため，必要に応じて鎮痛処置による疼痛コントロールを併用する（図 2）．

　広範囲熱傷では浴室で水治療（hydrotherapy）を行う．浴槽は使用せずに石鹸とシャワー浴による創の清浄化を行う（図 3）．

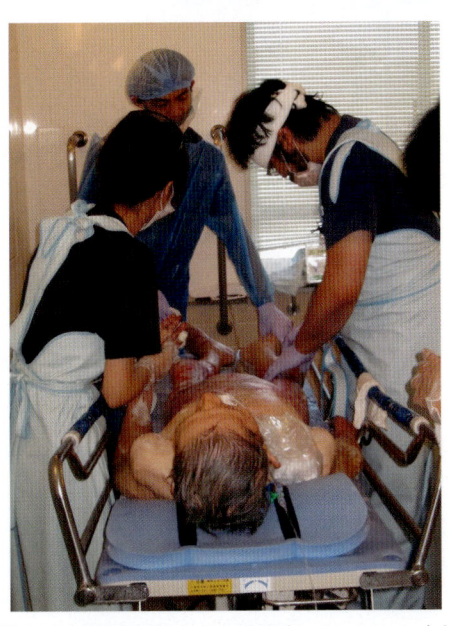

図 3．広範囲熱傷では水治療（hydrotherapy）として石鹸とシャワーで熱傷創を洗浄する．

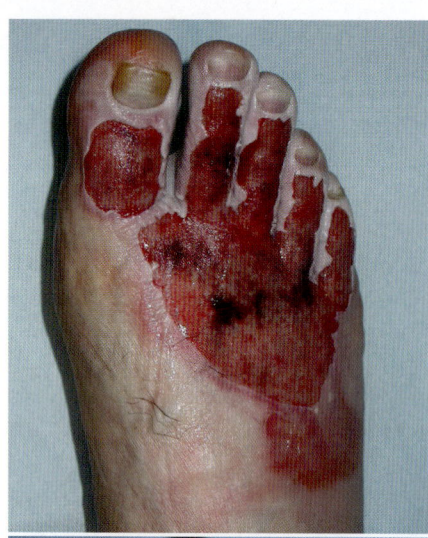

図 4.

bFGF 製剤を使用した足熱傷

熱したカレーを右足背にこぼして熱傷を受傷した.

　a：受傷後 5 日目の所見. 真皮は暗赤色を呈し DDB と
　　　診断した.

　b：受傷後 8 日目. 上皮化傾向は乏しい.

　c：受傷後 5 週 1 日目. 島状に上皮の出現を認める.

　d：受傷後 7 週 3 日目. 上皮化が進行している.

　e：受傷後 1 年目の所見. 著明な肥厚性瘢痕や拘縮は認
　　　めない.

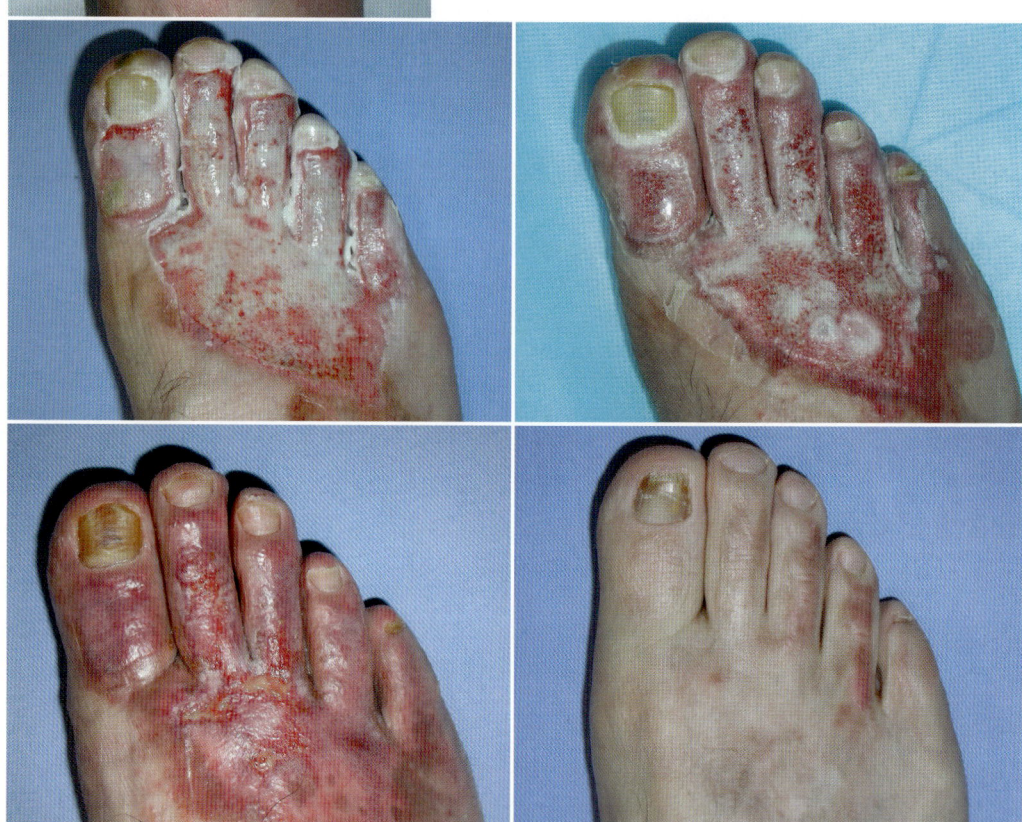

3．外用剤

　Ⅱ度熱傷では通常，抗生物質含有ワセリン基剤軟膏（バラマイシン® 軟膏，アクロマイシン® 軟膏，ゲンタシン® 軟膏など）を外用剤として用いる. Ⅱ度熱傷で感染が懸念される場合は生理的食塩水で洗浄した後，局所感染防御作用と抗炎症作用のあるエキザルベ® 軟膏などを用い，すでに感染が生じた創には感染を制御するスルファジアジン銀クリーム（ゲーベン® クリーム）などの抗菌作用のあるク

リーム基剤軟膏を使用する. ただし，本剤は細胞に対する毒性を有し，創傷治癒を遅延させる可能性がある点を念頭に置き，感染が制御されたら創傷治癒を促進する薬剤に変更する必要がある[6].

　Ⅲ度熱傷でも受傷直後は感染予防を主眼としたⅡ度熱傷創に準じた軟膏処置もよいが，時間が経過して感染の可能性がある場合は焼痂を可及的早期に除去するべきである. 深達性熱傷創には抗菌作用に優れ，広範な抗菌スペクトルを持ち，強力

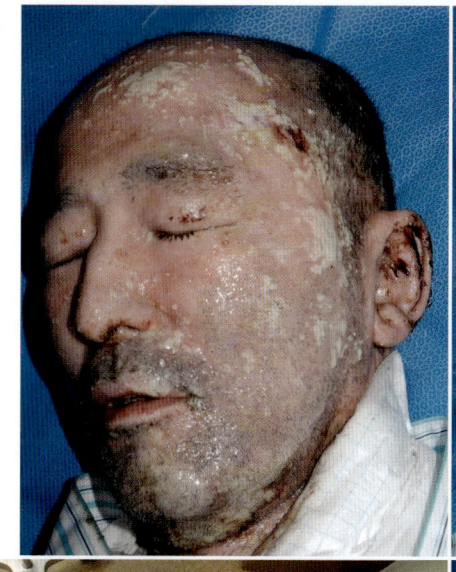
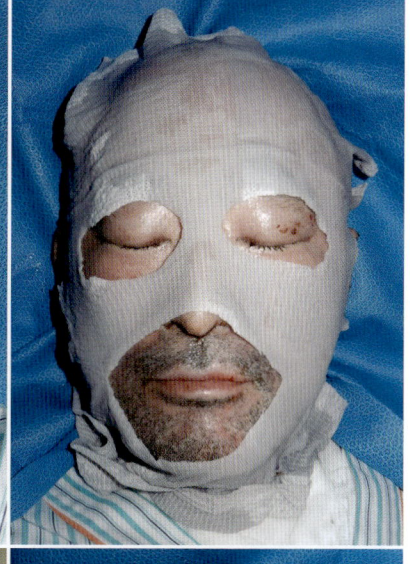
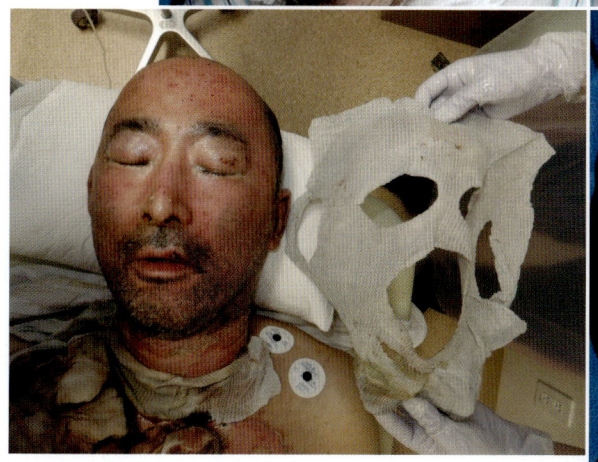
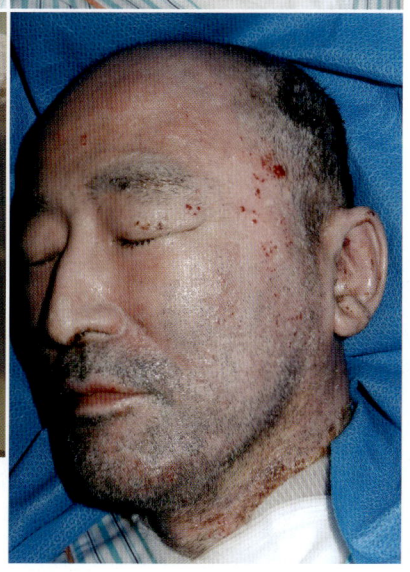

図 5.
図2と同一症例. 銀含有ハイドロファイバーを用いた火焔による顔面熱傷
　a：顔面はⅡ度熱傷を呈し, 治療経過中に創面に細菌コロニーを認めた.
　b：銀含有ハイドロファイバーシートをマスク状にして貼付した.
　c：マスクとともにスラフが除去された.
　d：コロニーは消失し, 良好に上皮化した.

な浸透力を有するゲーベン® クリームを用いつつ, 保存的に壊死組織を除去しながら早期の植皮による創閉鎖を目指す[7].

4. 細胞増殖因子製剤

創洗浄で清浄化が得られた創面に bFGF 製剤（フィブラスト® スプレー）の噴霧も創傷治癒, 創面の上皮化を促進するという観点から有効である. 従来は手術適応と考えられていた深達性Ⅱ度熱傷においても, 十分な洗浄処置で創感染を制御して本剤を使用した症例では期待以上の上皮化が得られることがあり, 瘢痕化も軽微である[6]（図4）.

5. 創傷被覆材

感染を伴う熱傷創は通常, 創を密閉する創傷被覆材の適応とはならず, Ⅲ度熱傷創においては創傷被覆材を使用するという積極的なエビデンスはない[8].

顔面は血流が良好で, 皮膚付属器も豊富なため, 顔面においては比較的深い熱傷でも上皮化を期待でき, 保存療法が選択されることが多い[9]. 創観察が容易で包帯交換が不要な開放療法が行われることが多いが, 治療中に創面に感染兆候やコロニー形成を認めることもある. そのような場合, 当科では銀含有ハイドロファイバーシート（アクアセル® Ag burn）をマスク型に成型して顔面に貼付することで簡便な処置により創の清浄化が得られた. シートは毎日交換して創面を観察し, 創面のコロニーやスラフは剝がしたシートとともに除去された（図5）. 感染が懸念される熱傷

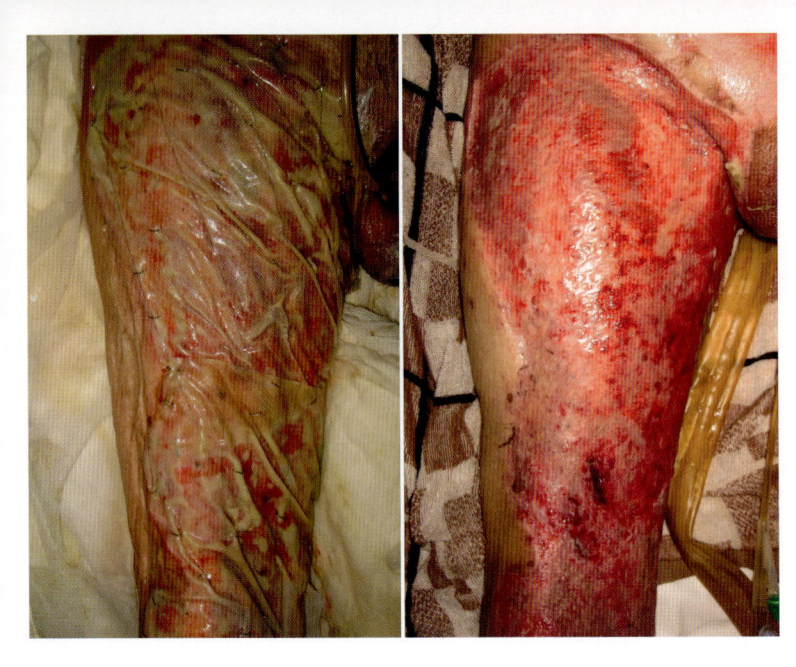

図 6.
人工真皮移植後感染
野焼きによる広範囲Ⅲ度熱傷
　a：下肢に対してデブリードマンを行
　　い人工真皮を移植したが，術後に人工
　　真皮下に膿性分泌物の貯留を認めた.
　b：この後，再度のデブリードマンを行
　　い，植皮をした.

創に創傷被覆材を用いる場合は，連日の被覆材の交換と注意深い創の観察が不可欠である.

　創面に固着せず「痛みが少ない」ことを理由に創面にラップを貼付する施設がみられるが，熱傷創におけるいわゆる「ラップ療法」は創感染を助長する危険性が高く，厳に慎むべきである[10]（図1）.

外科的処置

1．Ⅱ度熱傷

　深達性Ⅱ度熱傷においては保存的加療で上皮化が遅延するか，感染の可能性がある場合は手術を考慮する．真皮深層の血流が保たれている DDB では，接線切除（tangential excision）にて点状出血を認める深さまでのデブリードマンを行う.

　比較的軽症と思われるⅡ度熱傷の症例でも前述の TSS などの全身感染症に進行した場合には，感染創の速やかなデブリードマンとエンドトキシン吸着療法（PMX-DHP）が全身状態の改善に著効することがある[11].

2．Ⅲ度熱傷

　Ⅲ度熱傷は保存的に上皮化が期待できないので，創感染が成立する前に可及的早期にデブリードマンと植皮を行うことが創閉鎖には必要である．小範囲のⅢ度熱傷創ではベッドサイドでカミソリを用いて，適宜焼痂を切除することも可能で

ある．Ⅲ度熱傷では真皮全層が傷害されているので，連続分層切除（sequential excision）で健常な脂肪組織が現れる深さまで切除する必要がある．深達性の著しい熱傷部位に対しては皮下脂肪層も切除する筋膜上切除（fascial excision）も行われる.

3．術後創管理

　熱傷感染創に対する植皮術後，創感染の再燃が懸念される場合は術後のやや早期に植皮部の観察をする．植皮部に膿性分泌物を認める場合には，植皮部を生理的食塩水で積極的に洗浄して清浄化に努め，植皮片の救済を図る．広範囲熱傷で焼痂切除部全域の自家植皮が困難な場合は人工真皮移植も併用するが，人工真皮の生着が不良であれば膿性浸出液を伴う感染創を呈する．そのような場合は直ちに人工真皮を除去して生理的食塩水で創面を洗浄し，抗菌性のある軟膏を用いた創処置を行い創の清浄化の後に再度のデブリードマンと植皮を行う（図6）.

まとめ

　熱傷治療の本質は創感染の制御と上皮化の完成である．洗浄による創の清浄化を図りながら，基本的にはⅡ度熱傷では外用剤を用いた保存的加療での上皮化を，Ⅲ度熱傷では創感染が成立する前の焼痂切除と植皮による創閉鎖を目指す．細胞増

殖因子や創傷被覆材の使用も，創の感染制御と上
皮化促進には有効な場合がある．熱傷創に感染を
生じた burn wound sepsis に対しては速やかな焼
痂切除が必要である．

参考文献

1) 荒木恒敏：広範囲熱傷の治療　感染症対策．救急
　医学．**31**：784-786，2007.
2) 吉田哲憲：Burn Wound Sepsis. 熱傷．杉本　侃
　ほか編著．359-369，南江堂，1982.
3) 浅井真太郎ほか：熱傷に toxic shock syndrome
　（TSS）を併発した症例の検討．熱傷．**41**：247-
　253，2015.
4) 大浦武彦：熱傷創面の創傷治癒．熱傷．杉本　侃
　ほか編著．18-34，南江堂，1982.
5) 田熊清継：重症熱傷患者救命のための感染症対
　策・治療．熱傷　治療マニュアル．田中　裕編
　著．177-186，中外医学社，2007.
　Summary　重症熱傷患者治療における感染対策
　の方策が具体的に述べられている．

6) 小野一郎：局所療法．熱傷　治療マニュアル．田
　中　裕編者．207-221，中外医学社，2007.
　Summary　熱傷創の局所管理について臨床現場
　に即して詳しく解説されている．
7) 田熊清継，相川直樹：熱傷における感染症とその
　抗菌化学療法 up to date. 形成外科 ADVANCE
　シリーズⅡ-10 熱傷の治療　最近の進歩．波利井
　清紀監，百束比古編．57-63，克誠堂出版，2003.
8) 熱傷診療ガイドライン（改訂第2版）．編集　一般
　社団法人日本熱傷学会　学術委員会．55，2015.
9) 根本　充，内沼栄樹：顔面・頸部熱傷．熱傷　治
　療マニュアル．田中　裕編者，348-354，中外医
　学社，2007.
10) 渡辺克益：創傷被覆材．熱傷　治療マニュアル．
　田中　裕編者．254-261，中外医学社，2007.
　Summary　創傷被覆材の種類と特徴，熱傷創に
　対する使用法について詳述されている．
11) 長谷川雅弘ほか：中等度熱傷に発症した toxic
　shock syndrome に対してエンドトキシン吸着療
　法（PMX）が著効した1例．熱傷．**36**：273-279，
　2010.

PEPARS No.155：42-46, 2019

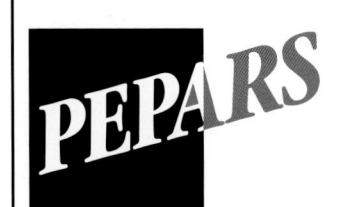

◆特集／熱傷の局所治療マニュアル

局所療法における細胞治療

副島一孝[*1]　仲沢弘明[*2]

Key Words：細胞治療(cell therapy)，自家培養表皮移植(cultured epithelial autograft)，同種培養表皮移植(cultured epithelial allograft)，間葉系幹細胞(mesenchymal stem cell)，細胞懸濁液移植(cell spray)

Abstract　　熱傷の細胞治療として代表的な自家培養表皮移植は既に臨床で広く行われているが，① 培養に時間を要し急性期に使用できない，② 真皮構築後に移植しても長期間脆弱性が持続することが課題である．② に対しては高倍率メッシュグラフトの併用により対応している．大量に培養して凍結保存が可能な同種培養表皮は，永久生着せずバイオロジカルドレッシング材として機能することが明らかとされており，その有用性に関して多くの報告があるが本邦では未承認である．線維芽細胞については，同種培養線維芽細胞を含有した培養真皮の臨床治験が過去に行われたが未承認である．自家細胞懸濁液(ReCell®)は培養を要さない細胞治療であり，重症熱傷の急性期の治療に有用性が期待されており，現在臨床治験中である．間葉系幹細胞による熱傷創の治療効果に関しては様々な報告が見られ，今後の展開が期待される．本稿では熱傷の細胞治療について投与細胞ごとに概説する．

はじめに

創傷の細胞治療に関する最初の研究報告は表皮細胞培養法が確立[1]される 20 年以上前，1952 年の Billingham らの報告[2]である．ウサギの耳から採取した分層皮膚から酵素処理により表皮細胞懸濁液を作成し，それらを同一個体の腹部に作成した全層皮膚欠損創に自家移植したところ，小さな島状の皮膚が形成され，その後上皮化したとしている．このことにより，表皮細胞は細胞単位に分割しても生着して上皮化することが証明され細胞治療の有効性が明らかにされた．

熱傷の局所治療の中で細胞を用いた治療(cell therapy)は，創面に投与する細胞として表皮細胞，線維芽細胞，その他の皮膚を構成する細胞あるいは間葉系幹細胞があり，それらを自家移植・

同種移植，培養・非培養，シート移植・細胞懸濁液移植(cell spray)など様々な形態がある．本稿では，熱傷の局所療法としての各種の細胞治療について，投与細胞ごとに概説する．

表皮細胞

1．自家培養表皮細胞

1975 年にヒト表皮細胞培養法が確立されて以来[1]，広範囲重症熱傷の治療に用いられている．初期にはⅢ度熱傷創の焼痂切除後の筋膜上や肉芽組織上に移植されたが，真皮成分が存在しないと生着が不良であることが判明し，その解決策としてCuonoら[3]により凍結保存同種真皮を用いて真皮再建を行う"composite autologous-allogenic skin replacement"いわゆる"Cuono法"が報告された．2010 年にSoodら[4]はCuono法を用いた自家培養表移植を 88 例の重症熱傷症例(TBSA 28～98％)に行い，救命率は 91％，培養表皮生着率は 72.7％であったと報告している．本邦では2009年に自家培養表皮JACE®(J-TEC(ジャパン・

[*1] Kazutaka SOEJIMA，〒173-8610　東京都板橋区大谷口上町 30-1　日本大学医学部形成外科学系形成外科学分野，准教授

[*2] Hiroaki NAKAZAWA，同，教授

ティッシュ・エンジニアリング社))が 30% TBSA 以上の重症広範囲熱傷に対して保険適用となったが、真皮再建創への移植が前提である。松村ら[5] によると JACE® 承認後 6 年間の多施設における使用成績は、同種皮膚による真皮再建例の生着率が 68%、人工真皮では 43% であったとしている。

自家培養表皮移植による熱傷治療の現状の問題点は、真皮再建創に移植し良好に生着したとしても、移植された培養表皮はわずかな刺激により水疱形成して脱落してしまう物理的脆弱性が長期間持続することである。その原因としては自家培養表皮が再建真皮上に移植された場合、anchoring fibril を含む基底膜構築が非常に遅延することが挙げられている[6)7]。この問題に対して、現状の臨床では自家培養表移植時に高倍率メッシュスキンあるいは micro skin を併用することで対応している。前述の松村ら[5]による多施設における使用成績で、人工真皮による真皮再建後の JACE® 移植時に高倍率メッシュスキングラフトを併用した場合の生着率は 74% であったとしている。

今後、正常皮膚採取の制限が大きい重症広範囲熱傷の皮膚再建を人工真皮と自家培養表皮のみにより確実に行うことの模索が期待される。

2. 自家培養表皮細胞懸濁液 (cell spray)

自家培養表皮による熱傷治療の他の問題点として、培養に時間を要することが挙げられる。表皮細胞培養は細胞分裂過程で継代培養により必要な細胞量まで増やし、重層化を待って培養細胞シートとして移植に供するまでに約 3〜4 週間を要する。この期間を少しでも短縮させるために、重層化する前の状態で細胞を培養ディッシュから剝離して細胞懸濁液として創面にスプレーする試みの報告[8]によると、皮膚採取から移植までの期間は培養表皮シート移植よりも短縮されたとするものの、2.5〜3 週間を要したとしている。

3. 同種培養表皮細胞

予め大量に培養して凍結保存が可能な同種培養表皮細胞による熱傷治療は 1983 年に Hefton ら[9] が初めて報告した。15〜20% TBSA の DDB 3 例

に対して、熱傷壊死組織をデブリードマンして残存した正常真皮上に屍体皮膚より培養した凍結保存同種培養表皮を移植した。その結果、明らかな急性拒絶反応はなく全例で 13 日以内に上皮化が得られたとしている。本邦でも矢永ら[10]が同様の報告を行っており、移植された培養表皮の経時的な遺伝子検索により同種培養表皮は永久生着することなく宿主の表皮で置換されることが示された。また、凍結保存した培養表皮シートをホモジナイズした懸濁液中に様々なサイトカインが検出されたことを示し、それらによる paracrine 機序による創傷治癒促進作用を示唆している[11]。

一方、我々は凍結保存同種培養表皮を DDB 受傷早期に創傷治癒促進目的に貼付することによる上皮化促進効果を報告してきた[12]。Hi-Scope® (video-micro vision system) を用いて水疱除去後の真皮表層の血流を観察し、血流停滞・血管れん縮あるいは血管の破壊を認めた症例群において、従来の保存的治療では上皮化に平均 21.5 ± 6.9 日 ($n = 14$) を要したが、凍結保存同種培養表皮貼付例では平均 7.2 ± 2.5 日 ($n = 28$) で上皮化が得られた。この場合の同種培養表皮は上述のごとく様々な液性因子を放出するバイオロジカルドレッシング材として機能していると考えられる。尚、bFGF 製剤 (フィブラスト® スプレー、科研製薬) を同じ症例群に使用したところ、平均上皮化日数は 16.2 ± 4.0 日 ($n = 14$) であった。このように、熱傷治療に有用な同種培養表皮であるが、法改正により臨床使用の基準が厳格化し、使用不可能となっている。今後、同種培養表皮細胞製品の再生医療等安全確保法の承認が待たれる。

線維芽細胞

線維芽細胞は創傷治癒過程で重要な役割を演じ、創傷治療への応用としては主に真皮再建時の併用効果の検討の報告が見られる。Hansbrough ら[13]は、人工真皮に自家培養線維芽細胞を併用して真皮構築後に自家培養表皮移植を行うことで基底膜構築が促進されたことを報告している。熱傷

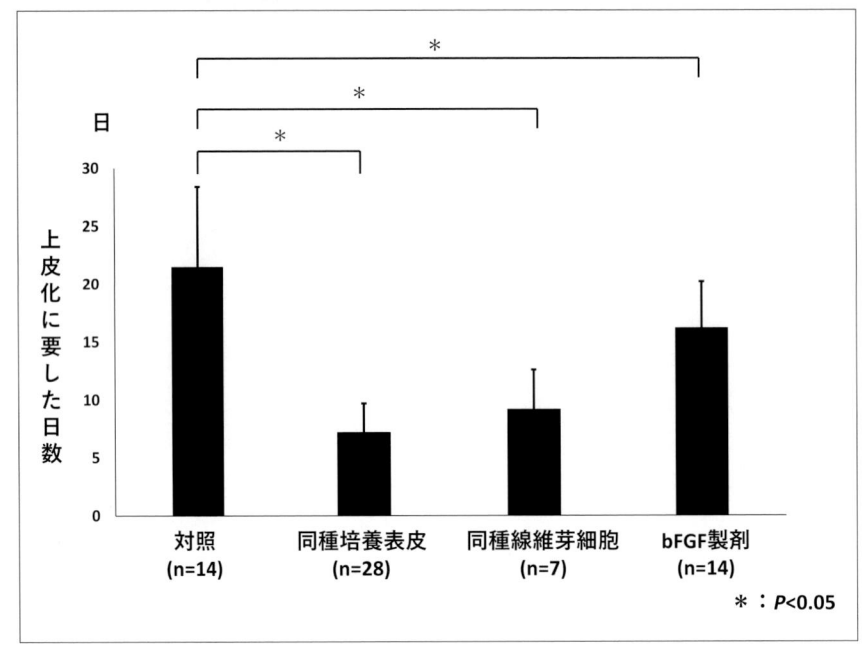

図 1. DDB に対する各種治療による上皮化に要した日数の比較

創への自家培養線維芽細胞治療の試みは電撃傷後の深達性熱傷の肉芽創に自家培養線維芽細胞を注入した症例報告が見られる[14]. 自家培養線維芽細胞を肉芽内に注入したところ, 上皮化が促進され創傷治癒が促進されたとしている. 本邦ではスポンジ状マトリックス内に同種培養線維芽細胞を組み込んだ培養真皮[15]の報告が見られ, 2000 年～2004 年に厚生労働省科学再生医療ミレニアム・プロジェクトとして全国 31 施設が参加して多施設臨床試験が行われた. 我々は, 上述の同種培養表皮治療を行った症例群と同じ条件の症例群に対して使用したところ, 平均上皮化日数は9.1±3.4日(n＝7)であり培養表皮とほぼ同等の上皮化促進作用が見られた(図1). この場合の線維芽細胞も様々な液性因子を産生放出し paracrine 機序で創傷治癒促進効果を発揮したと推測される.

非培養皮膚構成細胞

1. 自家細胞懸濁液(ReCell®)

培養細胞は少量の皮膚片から全身を被覆できるほどの大量の細胞を作成可能であることが最大の利点である反面, 自家培養細胞を臨床で使用するためには培養に数週間を要し, 急性期に使用でき

ないことが最大の欠点である. 自家細胞懸濁液(ReCell®, Avita medical, Australia)は酵素(トリプシン)処理により表皮-真皮接着層に含まれる細胞群(表皮細胞, 線維芽細胞, 血管内皮細胞, メラノサイト, ランゲルハンス細胞など)を採集して細胞懸濁液として移植に供するものであり, 細胞培養を行わないので, 必要な時にいつでも手術室で作成が可能である. ReCell® による創傷治癒機序としては, 細胞自体が創傷面に生着・増殖して上皮化に寄与する機序および細胞から産生される様々な液性因子による paracrine 機序による創傷治癒促進機序が推測されている. ReCell® で作成した皮膚細胞懸濁液の細胞分画に関する検討[16]では, 細胞の viability は75.5±10.6%であり, 表皮細胞 64.3±28.28%, 線維芽細胞 30.3±14.0%, メラノサイト3.5±0.5%であったとしている. 世界32か国で承認済みであり, 現在本邦でも多施設臨床治験を実施中である.

間葉系幹細胞

骨髄, 脂肪あるいは臍帯血由来の間葉系幹細胞の創傷治療への応用に関する多くの試みの中で, 熱傷治療への効果が初めて検討されたのは 2003

年の Shumakov らの報告[17]である．彼らはラットを用いた DDB モデルで骨髄由来間葉系幹細胞（bone marrow derived stem cells；BMSC）と胎児線維芽細胞の効果を比較検討し，BMSC 投与群で炎症性細胞浸潤が抑制され，血管新生および肉芽形成が促進されたとしている．間葉系幹細胞による DDB の再生による創傷治癒促進効果を示したのは 2014 年の Yang らの報告[18]である．ラット背部に作成した scald burn に対して同種 BMSC を混在したフィブリングルーで被覆した群で，早期の上皮化と組織学的に皮膚付属器の再生促進が見られたとしている．間葉系幹細胞によるⅡ度熱傷創の進行予防効果は 2013 年の Singer らの報告[19]で示された．ラット背部に四角形の scald burn によるⅡ度熱傷創を 4 か所作成し，それぞれの熱傷創の間隙の非熱傷創を ischemic zone に見立てた実験モデルにおいて，MSCs を尾静脈から静注したところ，間隙の皮膚の壊死領域は MSCs 投与群では対照群に比較して有意に小さかったとしている．我々は，人工真皮により真皮構築を行う際に脱分化脂肪細胞（dedifferentiated fat cells；DFAT）を併用すると主要な基底膜構成タンパクである collagen type Ⅳ, laminin-5 の表皮-真皮接着層における発現が有意に促進され，anchoring fibril を含む基底膜構築促進が得られることをブタ実験モデルで示し[20]，人工真皮上への自家培養表皮生着率向上に寄与すると期待して研究を継続している．

参考文献

1) Rheinwald, J. G., Green, H.：Serial cultivation of strains of human epidermal keratinocytes：the formation of keratinizing colonies from single cells. Cell. **6**(3)：331-343, 1975.
2) Billingham, R. E., Reynolds, J.：Transplantation studies on sheets of pure epidermal epithelium and on epidermal cell suspensions. Br J Plast Surg. **5**(1)：25-36, 1952.
3) Cuono, C., et al.：Use of cultured epidermal autografts and dermal allografts as skin replacement after burn injury. Lancet. **1**(8490)：1123-1124, 1986.
4) Sood, R., et al.：Cultured epithelial autografts for coverage of large burn wounds in eighty-eight patients：the Indiana University experience. J Burn Care Res. **31**(4)：559-568, 2010.
5) Matsumura, H., et al.：Application of the cultured epidermal autograft "JACE(®)" for treatment of severe burns：Results of a 6-year multicenter surveillance in Japan. Burns. **42**(4)：769-776, 2016.
6) Woodley, D. T., et al.：Burn wounds resurfaced by cultured epidermal autografts show abnormal reconstitution of anchoring fibrils. JAMA. **259**(17)：2566-2571, 1988.
7) Matsumura, H., et al.：Chronological histological findings of cultured epidermal autograft over bilayer artificial dermis. Burns. **39**(4)：705-713, 2013.
8) Kaiser, H. W., et al.：Cultured autologous keratinocytes in fibrin glue suspension, exclusively and combined with STS-allograft(preliminary clinical and histological report of a new technique). Burns. **20**(1)：23-29, 1994.
9) Hefton, J. M., et al.：Grafting of burn patients with allografts of cultured epidermal cells. Lancet. **2**(8347)：428-430, 1983.
10) Yanaga, H., et al.：Cryopreserved cultured epidermal allografts achieved early closure of wounds and reduced scar formation in deep partial-thickness burn wounds(DDB)and split-thickness skin donor sites of pediatric patients. Burns. **27**(7)：689-698, 2001.
11) Yanaga, H., et al.：Cryopreserved cultured epithelial allografts for pediatric deep partial dermal burns：Early wound closure and suppression of scarring. Regen Ther. **6**：74-82, 2017.
12) 副島一孝ほか：同種培養細胞による新鮮Ⅱ度熱傷創の早期治療．熱傷．**36**(5)：259-266, 2010.
13) Hansbrough, J. F., et al.：Burn wound closure with cultured autologous keratinocytes and fibroblasts attached to a collagen-glycosaminoglycan substrate. JAMA. **262**(15)：2125-2130, 1989.
14) Karchilaki, I., et al.：The use of cultured autologous fibroblasts in burn wounds healing process. Burns. **33**(6)：791-792, 2007.

15) Kubo, K., Kuroyanagi, Y.：Characterization of a cultured dermal substitute composed of a spongy matrix of hyaluronic acid and collagen combined with fibroblasts. J Artif Organ. **6**(2)：138-144, 2003.

16) Wood, F. M., et al.：Characterisation of the cell suspension harvested from the dermal epidermal junction using a ReCell® kit. Burns. **38**(1)：44-51, 2012.

17) Shumakov, V. I., et al.：Mesenchymal bone marrow stem cells more effectively stimulate regeneration of deep burn wounds than embryonic fibroblasts. Bull Exp Biol Med. **136**(2)：192-195, 2003.

18) Yang, Y., et al.：Scalded skin of rat treated by using fibrin glue combined with allogeneic bone marrow mesenchymal stem cells. Ann Dermatol. **26**(3)：289-295, 2014.

19) Singer, D. D., et al.：The effects of rat mesenchymal stem cells on injury progression in a rat model. Acad Emerg Med. **20**(4)：398-402, 2013.

20) Soejima, K., et al.：Effect of mature adipocyte-derived dedifferentiated fat cells on formation of basement membrane after cultured epithelial autograft on artificial dermis. Plast Reconstr Surg. **143**(5)：983e-992e, 2019.

PEPARS No.155：47-56, 2019

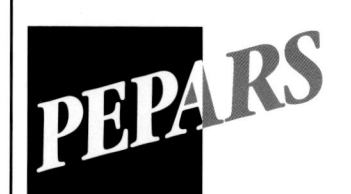

◆特集／熱傷の局所治療マニュアル

特殊部位熱傷：手

岩尾敦彦[*1]　田中克己[*2]

Key Words：intrinsic plus position, bulky dressing, tangential excision

Abstract　手は「第二の目」と呼ばれ，機能的に優れた器官である．同時に露出部でもある．つまりその治療は，機能面のみならず整容面での回復も重要となる．治療にあたっては，受傷原因の確認と創の評価から始め，予後予測を行う．併せて，手背部と手掌部の解剖学的特性を理解しながら，広範囲熱傷合併例では治療の優先度を考慮し，方針を決定する．初療の時点で，リハビリテーションを見据えた治療計画を立てることで，機能的にも整容的にも良好な回復が可能となる．

はじめに

　手は「第二の目」と呼ばれ，機能的に優れた器官である．同時に露出部でもある．つまりその治療は，機能面のみならず整容面での回復も重要となる．手部熱傷は特殊部位熱傷に分類され，専門施設での治療が必要とされる．搬送時には受傷原因の確認と創の評価から深度判定を行うと共に，初療の時点からリハビリテーションを見据えた治療計画を立てるように努める．解剖学的には手背部と手掌部で特徴が異なるため，それぞれの治療方針は変わってくる．手部熱傷では，その特性を理解し適切な治療を行うことで，良好な回復が可能となる．なお，本稿では，化学損傷や電撃傷，凍傷などの特殊な損傷についての記述は割愛する．

初期対応

1．受傷原因の把握と対応

　初療の時点では，まず受傷原因の確認に努める．そのためには本人のみならず，同伴者や救急隊への詳細な問診が必要である．手部は露出部であり，あらゆる物体に直接曝露される部位である．基本的に熱傷は，どの程度の熱エネルギーをもった物体に，どの位の時間曝露されたかによって組織の障害度が変化する．一口に沸騰した液体といっても，物質によって沸点は異なる．また粘性をもった物体であれば，曝露時間は長くなり，その分，組織への障害性は強くなる．

　基本的な初期治療は，流水などによる冷却である．冷却は熱エネルギーによる更なる組織損傷を食い止め，除痛効果がある．また浮腫の軽減にも繋がる．手部に限局した熱傷の場合は，搬送よりもまず冷却を優先させる．動物実験では，受傷早期からの冷却が深達化を予防したと報告されている[1)]．なお，氷などの低温の物体を直接熱傷部位

*1 Atsuhiko IWAO, 〒852-8501　長崎市坂本 1-7-1　長崎大学病院外傷センター(形成外科)，助教
*2 Katsumi TANAKA, 同大学医学部形成外科，教授

に触れさせると，組織損傷を招くため注意が必要である．

2．深達度の判定と予後予測

熱傷は時間の経過とともに深達化した所見を呈することがあり，初療の時点で最終的な深達度を判定することは難しい．しかしながら前述の受傷原因を適切に把握することで，深達度判定と予後予測は幾分か行いやすくなる．更に，受傷部位の把握は予後予測に際して重要である．手部は手背部と手掌部の大きく2部位に分けられる．手背部の皮膚は薄くしなやかで伸展性に富む．また皮下組織は非常に少ない．一方，手掌部の皮膚は角質が厚く，真皮には豊富な弾性線維や膠原線維を有する．つまり手背部と手掌部では同じ熱エネルギーに曝露されたとしても，手背部の方が深達化しやすいという特徴がある．そのため手背部熱傷では初療の時点から手術療法を視野に入れた治療計画を立てる必要がある．一方，手掌部熱傷は，その解剖学的特性から外的刺激に強いことに加え，豊富なエクリン汗腺を有するという特徴があり，上皮化が得られやすい．そのため手術療法は，1～2週間後に残存した未上皮化部位に対して適用することが多い．また年齢や基礎疾患も予後予測を行ううえで有用な指標となる．高齢者や長期間のステロイド内服者では皮膚が菲薄化しているため，深達化しやすい．

3．減張切開の適用

四肢や躯幹の全周性熱傷で，特にⅢ度熱傷の場合には，減張切開を検討する．熱傷により，伸展性の失われた皮膚は硬い拘縮索となり，加えて皮下組織が高度に腫脹するため，末梢循環障害をきたすためである．しかし不用意な減張切開は raw surface の拡大につながるばかりか，手部の機能低下を引き起こすため，その適用には十分な配慮が必要である．適用に際しては，ドップラー血流計による指動脈聴取の有無は重要な所見である．また皮下の内圧測定も重要であり，内圧が30 mmHg 以上の場合には適用の指標となる[2]．実際の手技は，母指では橈側の側正中切開を行い，示

指から小指では尺側の側正中切開を行う．これは対立運動の妨げとなる瘢痕による疼痛を抑制するためである．母指球部は母指橈側側正中から，小指球部は小指尺側側正中から切開をそれぞれ延長する．手背部では中手骨間を切開し，内在筋への血流を担保する(図1)．広範囲熱傷や電撃傷などに伴う内因性の浮腫によりコンパートメント症候群が出現した場合には，手根管やGuyon管の開放を行う．前腕や上腕を含めての減張切開が必要な症例では，上腕，前腕，手，手指の順に切開を行うが，それぞれの箇所が終了した時点で末梢への血行改善の有無を判定する．不必要な減張切開を行わないためである．ただし，腫脹は受傷から24時間の時点で最大となると言われており，初療の時点で減張切開の適応にならなかったからといって，経過観察を怠ってはいけない．減張切開を行った創面には非固着性ガーゼを貼付する．

4．広範囲熱傷合併例における取り扱い

手指は単独で熱傷を負うことが多い部位ではあるが，広範囲熱傷に合併する場合もある．手術が必要となる状況において，機能予後を考えると優先度は高いが，他の部位と比較すると手技的に煩雑で，予想よりも手術時間を要することがある．その割に手掌・手背全域でも体表の2％程度を占めるのみであり，広範囲熱傷において TBSA (Total Body Surface Area)の減少には余り寄与しない．広範囲熱傷に合併した手部熱傷は，初回手術時期やリハビリテーション開始時期が遅れたことにより，機能予後が不良となりやすいとの報告もある[3]．しかしながら超早期手術の導入により，広範囲熱傷であっても手部の深達性熱傷を理想的な時期に手術可能とした報告もあるため[4]，救命が優先される状況下にあっても，治療計画を立てるに際に手部の優先度を初めから下げるべきではない．

局所療法

局所療法を行うにあたり，保存的治癒を目指すのか，あるいは手術療法までのつなぎであるのか

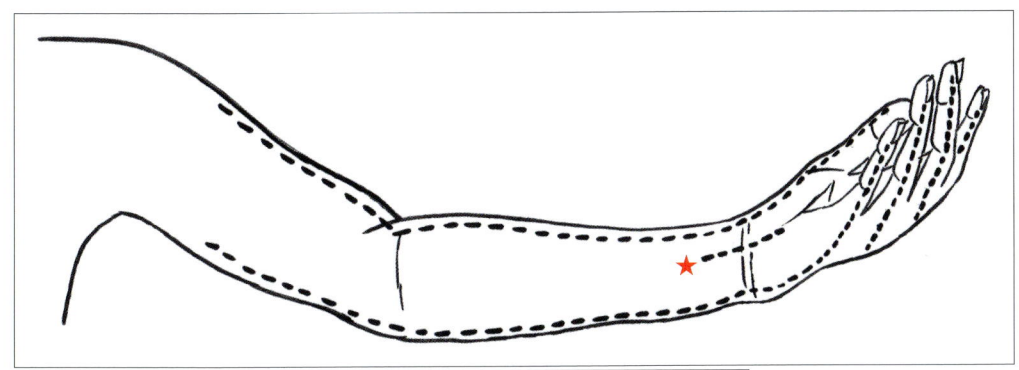

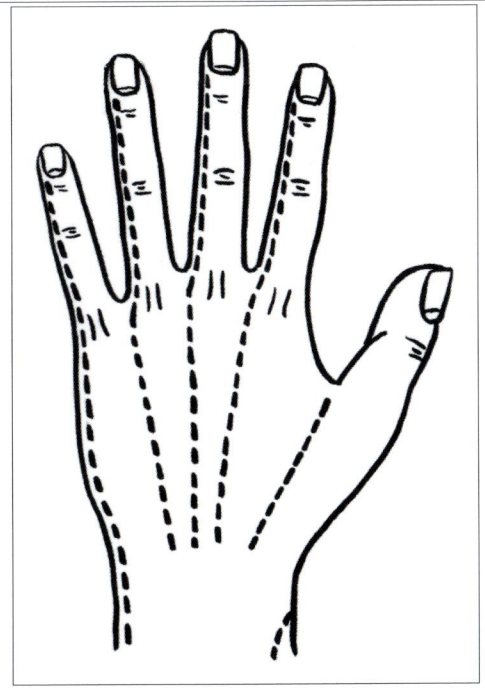

図 1. 減張切開のシェーマ
★：手根管の開放が必要な場合

を明確にする．保存的治癒を目指し治療を開始したものの感染等で深達化を回避できず，手術療法へと方針転換を迫られる事態はあり得るが，漫然とした局所療法は患者に負担を強いるだけである．

Ⅰ度熱傷では，ステロイド軟膏の塗布を数日間行う．

Ⅱ度熱傷において，水疱は内容液を除去し可能な限り水疱膜は維持する．ただし汚染を認めた水疱膜は感染制御の点から切除する．また受傷から1週間程度経過した水疱膜も切除する．水疱膜に覆われていない raw surface に対しては初期から bFGF 製剤の噴霧を行う．小範囲のⅡ度熱傷であれば創傷被覆材を貼付し，自動運動を許可する．

ただし，小児では小範囲の熱傷であっても短時間で Toxic Shock Syndrome を発症し劇症化したとの報告もあるため[5)6)]，創部を密閉する創傷被覆材の適用については慎重な判断が必要である．広範囲のⅡ度熱傷では，創面に対してワセリン基剤軟膏の塗布と非固着性ガーゼの貼付を行う．筆者はエキザルベ® 軟膏ガーゼを好んで使用している．エキザルベ® 軟膏はワセリンを主とした乳剤性基剤の軟膏であるが，特に受傷早期で浸出液が非常に多い創において排液性に優れ適度な湿潤環境を保つのに適している．また手指などに全周性に貼付する際に，シリコンメッシュと比較して，柔軟性や密着性に優れている．

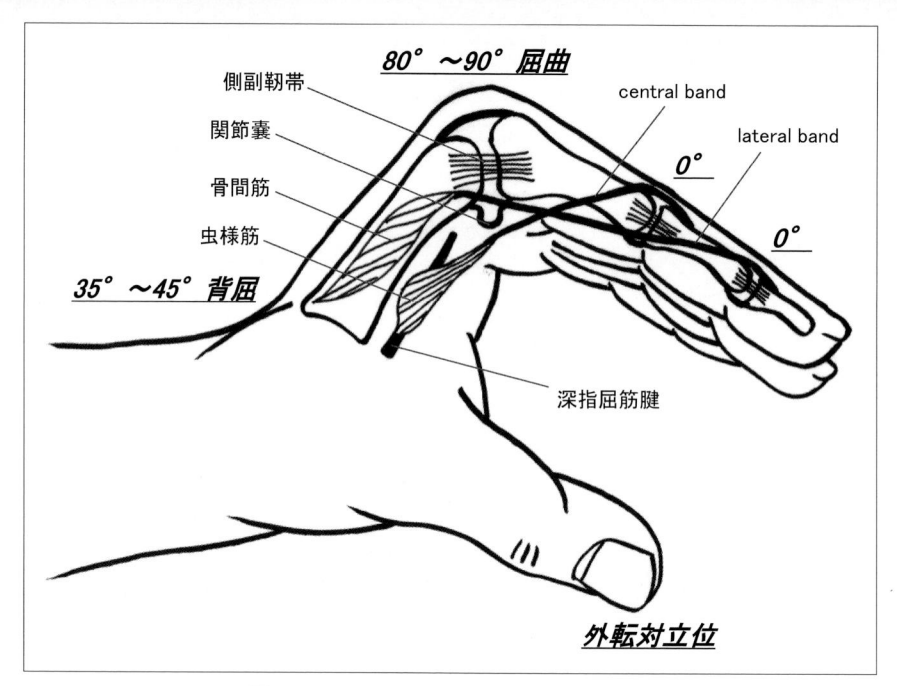

図 2. Intrinsic plus position のシェーマ

熱傷創部の摩擦による不適切な創面の取り扱いは深達化のリスクであるため，安静を保持する必要がある．また浮腫は遷延化すると内在筋の線維化を招くため，軽減を図る必要がある．そのために，bulky dressing を行う．そして，特に手背熱傷では intrinsic plus position の維持に努める．手背熱傷では浮腫により MP 関節は過伸展し，屈筋腱により PIP 関節は屈曲する．手背でも特に薄い，PIP 関節上の皮膚が破綻すると伸展機構の破壊や関節の露出をきたし，不可逆的な鉤爪変形の原因となる．intrinsic plus position はこの変形に抗するために，手関節 35°〜45°背屈，母指外転対立位，MP 関節屈曲 80°〜90°，DIP 関節および PIP 関節伸展 0°，示指〜小指軽度開排位を保つことで，内在筋の緊張を維持し，その拘縮を予防する．更に DIP 関節，PIP 関節において，側副靱帯，手綱靱帯を伸展させ，屈曲拘縮を予防する（図2）．当然ながら，bulky dressing のみでは intrinsic plus position の保持は不可能であり，スプリントの装着が必須である．dressing は薄ければ薄いほど，スプリントでの肢位の保持が確実となるため，可能な限り light dressing を心がける．ただ浸出液が多い場合の dressing は厚くせざるを得

ない．しかし肢位を意識して dressing を行うことで，intrinsic plus position をある程度保つことは可能である（図3）．手掌熱傷では，functional position でも差し支えないと考える．手背熱傷と手掌熱傷が混在した場合には，手背を優先させ，intrinsic plus position とする．

Ⅲ度熱傷では，保存的に治癒させても瘢痕拘縮をきたさないごく小範囲を除き，基本的には手術療法を検討する．そのつなぎとしてスルファジアジン銀クリームなどで感染制御に努める．

なお，熱傷の深達度に関わらず，炎症が沈静化するまでの間は，患肢の挙上は厳格に行う必要がある．

手術療法

1．デブリードマン

デブリードマンは手部の解剖に配慮しながら行う．基本的には剃刀を使用し，良好な出血を認めるようになるまで何層かに分けて切除を行う（連続分割切除；sequential excision）．手部は，範囲は狭いが，丁寧な手技が必要とされる部位である．一度に全ての範囲を切除しようとせずに，小範囲ずつ丁寧にデブリードマンを行い，適宜止血

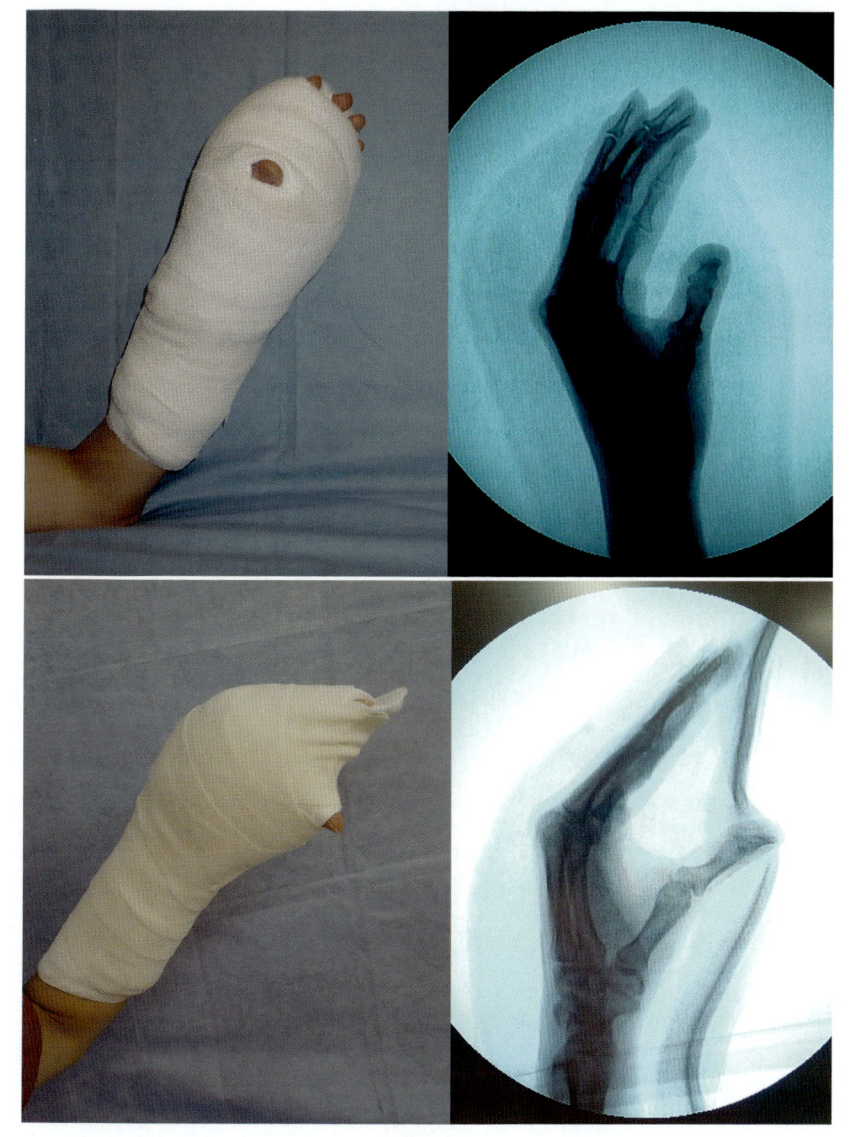

図 3.
a：筆者が intrinsic plus position を意識し bulky dressing を行ったところ.
　 X 線では intrinsic plus position が保たれていないことがわかる.
b：掌側よりスプリントをあてた場合. X 線では比較的 intrinsic plus position
　 となっている.

を確認する. 空気止血帯は原則的に使用しない
か, あるいは創の深達度を確認した後に使用す
る. 一方, 広範囲熱傷合併例では手術開始時より
使用する. 出血量の減少に寄与するためである.
ただし, 空気止血帯を使用したデブリードマンは
慣熟を要するため, 注意が必要である.

　Jackson[7]は熱傷早期の皮膚を, 組織学的変化を
もとに, 中心部より凝固帯(zone of coagulation),
鬱血帯(zone of stasis), 充血帯(zone of hyper-
ema)に分類したうえで, 鬱血帯は放置すると受
傷3～7日目には凝固帯へ移行すると述べている.
Tangential excision は, Janzekovic[8]により提唱さ
れた手術手技であり, 受傷 3～5 日目に行われ, 鬱
血帯が進行性壊死を生じる前に凝固帯を切除する
ことを目的とする. そして露出した創面に皮膚移
植を行うことで鬱血帯は救済され, より多くの真
皮成分が温存される.

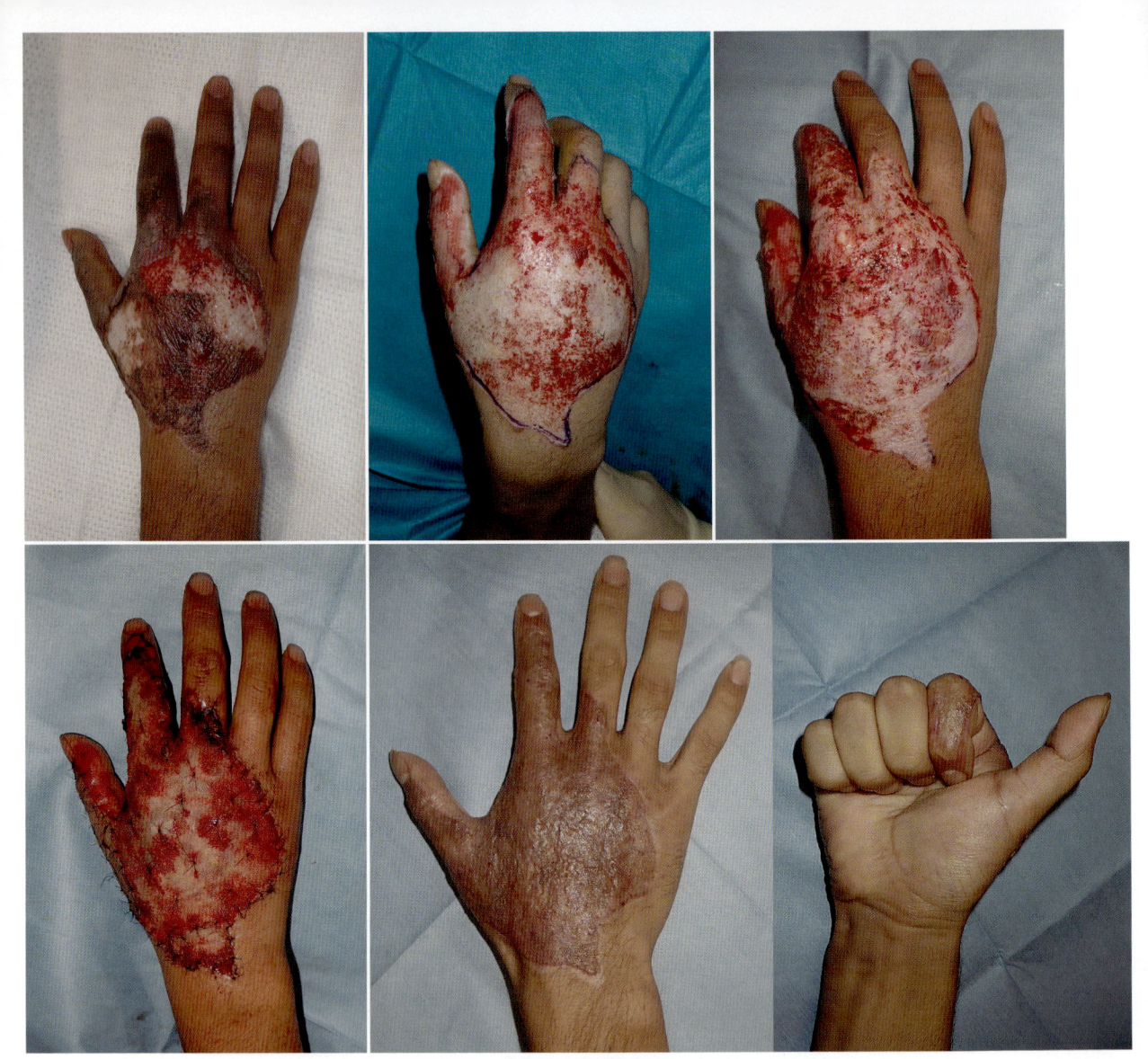

図 4. 症例 1：20 歳，男性．右手背に高温の油がかかり受傷

a b c
d e

a：受傷 4 日目の状態．手背から指背部に深達性 II 度熱傷を認める．
b〜d：受傷 5 日目に手術を行った．Tangential excision の後，大腿外側部より sheet
　graft を行った．植皮片のキャリアとしてエキザルベ® 軟膏ガーゼを使用した．（b：デ
　ザイン，c：デブリードマン後，d：Sheet graft 後）
e：術後 1 か月の状態．植皮の生着は良好であり，関節可動域に制限を認めない．

2．皮膚移植

　デブリードマン後に深部組織の露出がない場合には皮膚移植を行うが，color match と texture match に配慮する．手背深達性 II 度熱傷は tangential excision のよい適応であり，大腿部などから薄め分層植皮を行うことで，機能的に良好な手背皮膚が温存される（図 4）．なお，皮膚全層の欠損となった場合には，手背が伸展性に富むことを考慮し，鼠径部などから全層植皮を行う（図 5）．

　手掌部の場合，小範囲であれば母指球部や小指球部から分層植皮を行う．また手掌と特性が類似した足底部の非荷重部から分層植皮や，足関節内果下部より全層植皮を行う．広範囲の場合には他の採皮部を検討する．術後の安静のために手指を pinning する意見もある[9]が，rigid な dressing を行うことで十分に植皮の生着は得られる．

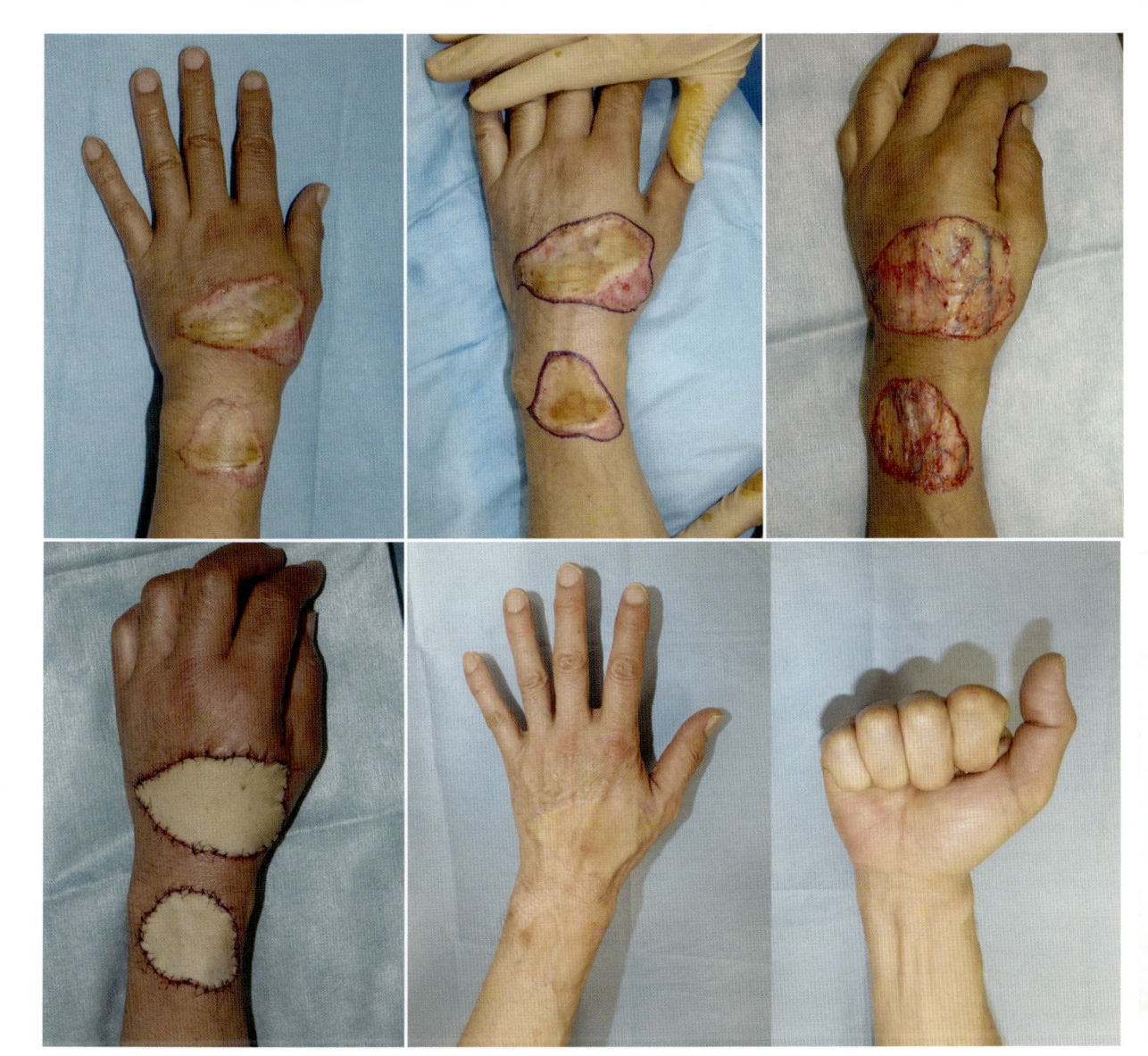

図 5. 症例 2：56 歳，男性．左手を菓子を焼くオーブンに挟まれ受傷
a：受傷 5 日目の状態．手背と手関節部に深達性Ⅱ度熱傷からⅢ度熱傷を認める．
b〜d：受傷 9 日目に手術を行った．デブリードマンには VERSAJET® を使用し，鼠径部より
　　　全層植皮を行った．（b：デザイン，c：デブリードマン後，d：全層植皮後）
e：術後 1 年 4 か月の状態．植皮の生着は良好であり，関節可動域に制限を認めない．

（文献 14 より引用）

a | b | c
d | e

3. 皮 弁

　デブリードマンにより，腱・靭帯・関節・骨などの深部組織が露出した場合には皮弁での再建が必要となる．範囲が狭い場合には，手部から作成できる皮弁を選択する．範囲が広い場合には遊離皮弁や遠隔皮弁を検討する．薄く，しなやかな皮弁が必要であるため，鼠径皮弁はよい適応である．また側頭筋膜弁などの筋膜弁上に分層植皮を

行い再建する方法も選択肢の 1 つである．

小児の手部熱傷

　小児手部熱傷を治療するにあたり，手術の適用は最も判断に苦慮する．小児の手部は，成人と比較して皮膚が薄いため，熱傷が深達化しやすい．一方，薄め分層植皮を行い生着したとしても，後に拘縮をきたし瘢痕拘縮形成術を要することも多

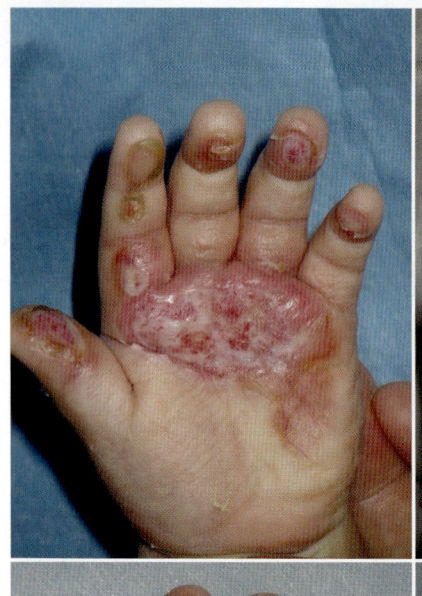
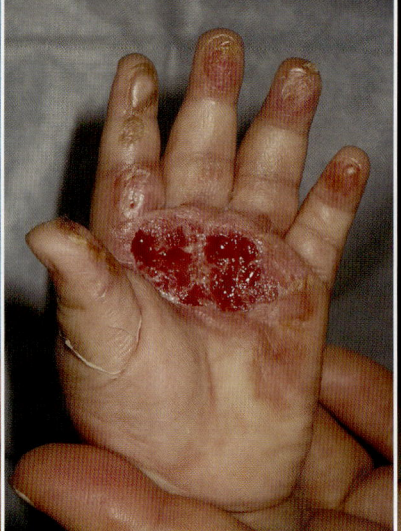
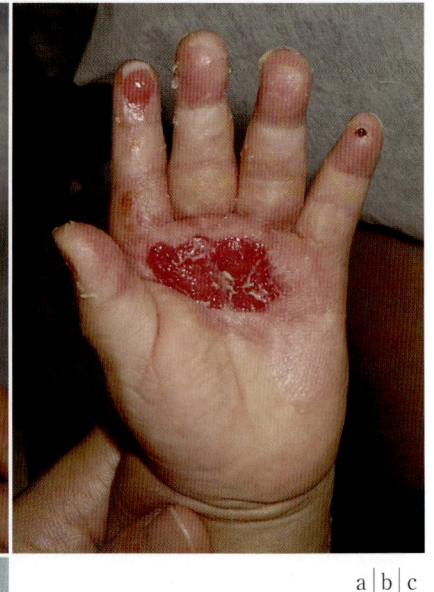
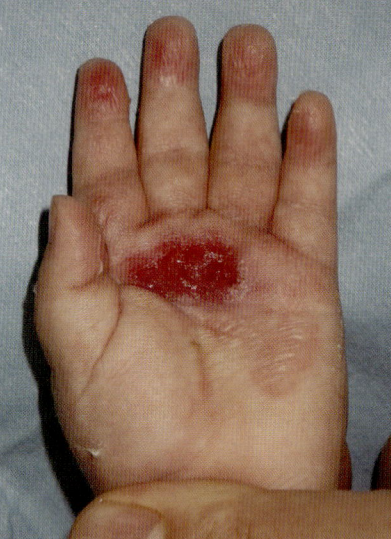
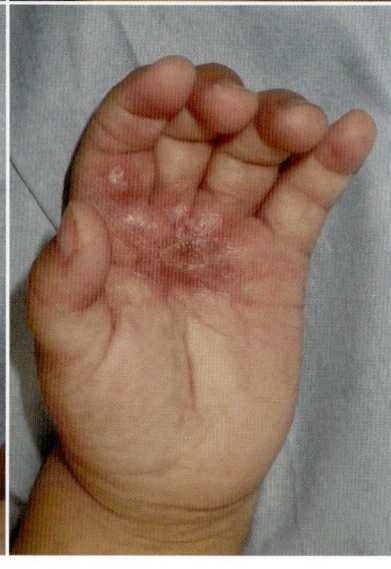

a | b | c
d | e

図 6.
症例 3：1 歳，男児
左手をアイロンに接触し受傷
　a：受傷 13 日目の状態．手掌および
　　手指にⅢ度熱傷を認める．
　b：受傷 17 日目
　c：受傷 24 日目
　d：受傷 38 日目
　e：受傷 52 日目に創閉鎖を確認した．
（文献 14 より引用）

い．皮膚採取部に瘢痕を残す点も見過ごせない．

　小児深達性手背熱傷の治療は基本的に成人の熱傷と同様と考えて治療を行うことが多い．ただし塩沢ら[10]の報告にあるように，bFGF 製剤を併用した湿潤療法と bulky dressing および適切な後療法で保存的に加療することで瘢痕拘縮をきたさない症例も存在する．

　小児深達性手掌熱傷は一旦瘢痕治癒させ，その拘縮に対して植皮術が行われることもある．一方，西本ら[11]の報告にあるように，受傷 2 週時点での未上皮化部位を早期に植皮することで，瘢痕拘縮を回避できる可能性もある．ただし手背熱傷で述べた内容と同様の方法で，手掌熱傷であって

も瘢痕拘縮をきたさない症例も存在する（図 6）．

　手術を行った場合に，小児では局所の安静が得られにくい．この場合に pinning は有用ではあるが，感染や，二次的な関節損傷などの問題が残る．そのため，Huang ら[12]が報告した external wire-frame fixation は有効であると考える．

　小児手部熱傷への手術適用には，成長という因子を含め，総合的な判断と熟慮が必要であると考えられる．

リハビリテーションと後療法

　リハビリテーションは術後から開始するのではなく，受傷早期から行う．Bulky dressing を行っ

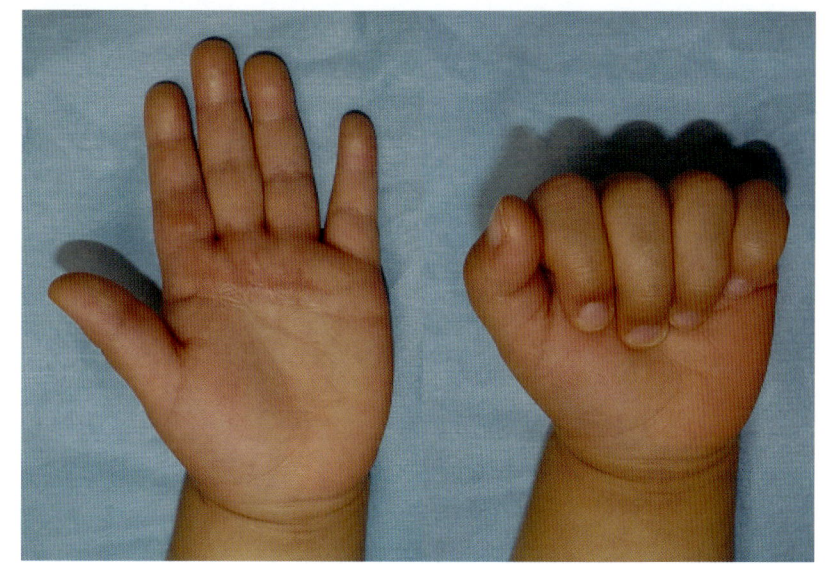

図 **6 のつづき.**
症例 3
 f：創閉鎖後 1 年 3 か月の状
　態．瘢痕拘縮を認めない．
（文献 14 より引用）

ている場合には，包帯交換時に行う．自動運動を行うと共に，腱の癒着を予防し関節を痛めない範囲で他動運動も積極的に行う．3 週を超える安静は不可逆的な関節拘縮に繋がることを常に頭に入れておく．術後のリハビリテーションは植皮の生着がある程度確認できた時点，およそ術後 5 日目頃より開始する．多少の raw surface が残存することよりも，関節可動域訓練を優先させる．スプリントに関しては，受傷時と術後では浸出液の量の変化に伴い dressing の厚さが異なるため，各時期に作成する．ダイナミックスプリントは積極的に適用する．Tan ら[13]は，熱傷術後の拘縮に対して，ダイナミックスプリントの方が，K ワイヤー固定や静的なスプリントよりも優れていたと述べている．なお，拘縮傾向を認めた場合には，夜間に矯正位での静的スプリントを 3〜6 か月程度装着する．

　保存的に加療した場合であっても，手術が必要となった場合でも，後療法としては肥厚性瘢痕と浮腫の予防，そして保湿に努める．特に浮腫は遷延化すると，関節可動域の制限に繋がる．肥厚性瘢痕と浮腫を予防するためには圧迫が肝心であり，弾性ストッキングを装用する．手指にはCoban™ wrapping が有用である．保湿に関しては，軟膏を頻用する．

まとめ

　特殊部位である手部熱傷の治療では，その特性を理解したうえで，初療の時点からリハビリテーションを見据えた治療を行う必要がある．これにより，機能的にも整容的にも良好な回復が可能となる．

参考文献

1) Raine, T. J.：Cooling the burn wound to maintain microcirculation. J Trauma. **21**：394-397, 1981.
　Summary　モルモットの背部に作成した熱傷では受傷から 30 分以内に冷却を行った群で創の治癒が良好であったと報告した論文.
2) Germann, G., Weigel, G.：The Burned Hand. Green's Operative Hand Surgery, 6th ed. Wolfe, S. W., et al., ed. 2089-2120, Churchill Livingstone, Philadelphia, 2011.
3) 田中克己ほか：手指熱傷患者の機能予後とその治療戦略. 形成外科. **53**：833-841, 2010.
　Summary　広範囲熱傷に合併した手部熱傷の機能予後に関して統計学的に解析された論文.
4) 片平次郎ほか：超早期手術における手指進達性熱傷の治療戦略. 形成外科. **53**：853-859, 2010.
　Summary　超早期手術の導入により手部熱傷の手術開始時期を早められるとした論文.
5) Johnson, D., et al.：Toxic shock syndrome following cessation of prophylactic antibiotics in a child with a 2% scald. Burns. **28**：181-184, 2002.

Summary 2%の熱傷面積でTSSを発症した1歳7か月の女児を報告した論文.

6) Serour, F., et al.：Early burn related gram positive systemic infection in children admitted to a pediatric surgical ward. Burns. **32**：352-356, 2006.
Summary TSS を含めた熱傷受傷早期のグラム陽性球菌感染症は小範囲の熱傷でも起こり得ると述べた論文.

7) Jackson, D. M.：Second thought on the burn wound. J Trauma. **9**：839-863, 1969.

8) Janzekovic, Z.：A new concept in the early excision and immediate grafting of burns. J Trauma. **10**：1103-1108, 1070.

9) Sungur, N., et al.：Kirschner-wire fixation for postburn flexion contracture deformity and consequences on articular surface. Ann Plast Surg. **56**：128-132, 2006.
Summary 熱傷瘢痕拘縮解除術後にKワイヤーで関節の固定を行っても関節可動域制限は起こらず植皮の生着に寄与すると述べている.

10) 塩沢　啓ほか：保存的治療により拘縮を認めなかった小児手背熱傷9例の検討. 熱傷. **42**：71-78, 2016.

11) 西本あか奈ほか：小児深達性手掌熱傷に対する植皮時期の検討. 形成外科. **57**：63-70, 2014.

12) Huang, C., et al.：External wire-frame fixation of digital skin grafts：A non-invasive alternative to the K-wire insertion method. Burns. **40**：981-986, 2014.
Summary ワイヤーで作成した伸展装具を使用することで鋼線固定を行わずとも良好な植皮の生着が得られたとする論文.

13) Tan, O., et al.：Postoperative dynamic etension splinting compared with fixation with Kirschner wires and static splinting in contractures of burned hands：a comparative study of 57 cases in 9 years. Scand J Plast Reconstr Surg Hand Surg. **41**：197-202, 2007.
Summary 手部熱傷に対する分層植皮術後にKワイヤー固定と静的スプリントを使用した群とダイナミックスプリントを使用した群を後ろ向きに比較し, 後者が優れていたとする論文.

14) 田中克己：【手・上肢の組織損傷・欠損治療マニュアル】外傷・熱傷による組織損傷・欠損の治療：手背・手掌熱傷に対する治療. PEPARS. **114**：31-39, 2016.

グラフィック
リンパ浮腫診断

好評

―医療・看護の現場で役立つケーススタディ―

著者　**前川二郎**（横浜市立大学形成外科　主任教授）

リンパ浮腫治療の第一人者、前川二郎の長年の経験から、厳選された 41 症例の診断・治療の過程を SPECT–CT リンパシンチグラフィをはじめとする豊富な写真で辿りました。併せて患者さんの職業や既往など、診断や治療において気を付けなければならないポイントを掲載！
是非お手に取りください！

2019 年 4 月発売　オールカラー　B5 判　144 頁　定価（本体価格 6,800 円＋税）

主な目次

Ⅰ　リンパ浮腫の診断
Ⅱ　リンパ浮腫の治療
Ⅲ　リンパ浮腫のケーススタディ

下肢、下腹部、陰部

続発性／婦人科がん（軽症例／中等症例／重症例／抗菌薬の長期投与例など 11 例）
続発性／直腸がん（1 例）
続発性／前立腺がん（1 例）
続発性／皮膚悪性腫瘍（象皮例など 2 例）
原発性／先天性（2 例）
原発性／早発性（2 例）
原発性／遅発性（中等症 4 例）

上　肢

続発性／乳がん（中等症例/重症例/神経障害例/抗がん剤影響例など 5 例）
原発性／先天性（1 例）
原発性／早発性（1 例）
原発性／遅発性（中等症/アトピー性皮膚炎合併例など 2 例）

その他の浮腫・リンパ浮腫

続発性／特殊部位（上眼瞼）
混合型脈管形態異常（クリッペル・トレノニー・ウェーバー症候群など）
脂肪吸引経験例
トンプソン手術例
内分泌疾患による浮腫（バセドウ病）
静脈性浮腫
脂肪浮腫

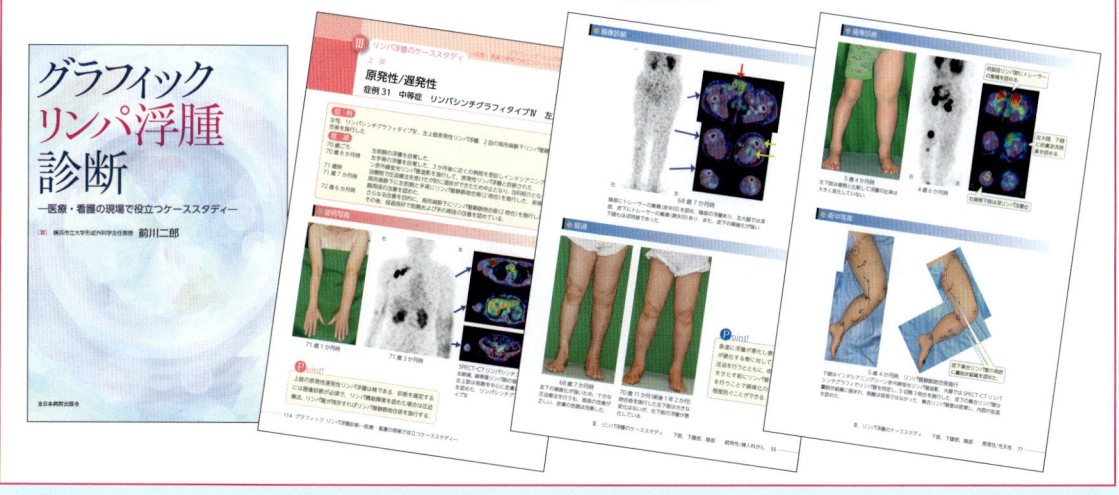

全日本病院出版会　〒113-0033 東京都文京区本郷 3-16-4　Tel：03-5689-5989
www.zenniti.com　Fax：03-5689-8030

PEPARS No.155：58-65，2019

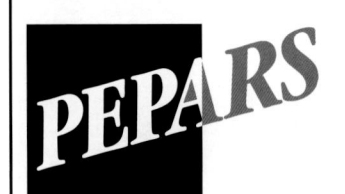

◆特集／熱傷の局所治療マニュアル

特殊部位熱傷：顔面
—顔面熱傷に対する局所療法—

金子　貴芳*

Key Words：顔面熱傷(facial burn)，局所療法(topical therapy)，開放療法(open treatment)，瘢痕拘縮(scar contracture)，再建(reconstruction)

Abstract　　顔面は体表面積にして数％であるが，露出部であり眼瞼，口唇，外耳，鼻などが存在し，機能的にも整容的にも非常に重要な部位である．また，それぞれの部位によって皮膚の厚さや性状が異なるため，熱傷治療においてはそれらの器官に対して十分な知識と配慮を要する．さらに熱傷の深達度によっては容易に変形や拘縮をきたし重篤な後遺障害を引き起こす．本稿では，特殊部位である顔面における熱傷の初期治療から保存的治療，手術療法について述べる．それぞれの部位別に特徴や注意点を挙げ，熱傷瘢痕拘縮などの後遺障害に対する治療についても解説する．顔面の熱傷受傷後は心理的ストレスも非常に大きい．社会生活においても重要な要素のひとつであり，患者本人や家族に対する精神医学的な関わりも重要である．

はじめに

　顔面の体表面積は数％であるが，眼瞼，口唇といった自由縁を有する部位や外耳，外鼻といった整容的にも重要なランドマークが多くあり，しばしば治療に難渋することがある．顔面は露出部であり，熱傷を受傷しやすく，特に乳幼児と小児では高温液体による顔面熱傷が比較的多くみられる．成人では，顔面単独で熱傷を受傷することは少ないが，広範囲熱傷や気道熱傷の合併を認めることが多い．全身管理を要する広範囲熱傷患者では救命が優先されるため顔面の熱傷治療はしばしば後回しになる．治療が難しい特殊部位熱傷のひとつである顔面熱傷に対する初期の保存的治療や局所療法，外科的局所療法および創治癒後の瘢痕

拘縮の治療について述べる．

初期治療

　顔面の特徴として，皮膚は外頸動脈系と内頸動脈系で栄養され血流がよく，皮脂腺など皮膚付属器が多く存在しており，上皮化しやすいことが知られている．初期には水疱形成やびらん，顔面の腫脹を認め，Ⅱ度熱傷であっても外見上では一見して重篤な様相を呈することが多い（図1-a）．多くの場合24時間以内に顔面の浮腫が起こる．特に眼瞼浮腫は早期から出現し，受傷後6〜8時間で開瞼困難となる[1]．そのため顔面の熱傷は，深達度を正確に評価することが困難な場合が多い．これらの点を考慮した上で，患者本人や家族への説明が重要となる．さらに，顔面の熱傷を診察する際は必ず気道熱傷の有無を確認する．顔面や頸部熱傷の場合には浮腫が進行し気道が圧迫される危険もあるため注意する．気道熱傷を合併し気管内挿管が必要な場合には，感染予防の観点から早期の

* Takayoshi KANEKO, 〒920-0293　石川県河北郡内灘町大学1-1　金沢医科大学形成外科，助教

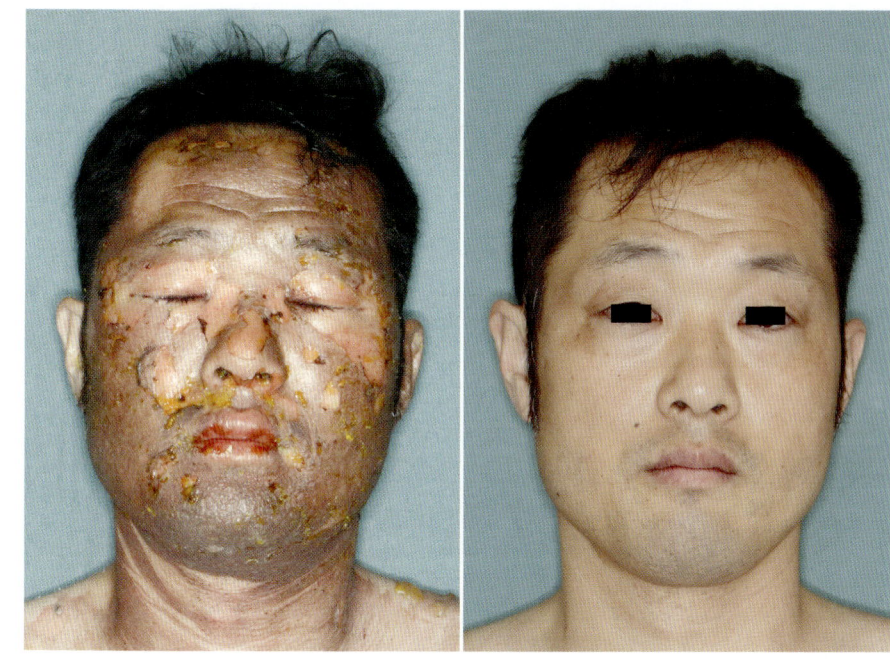

図 1. 41 歳, 男性. 高温液体による顔面Ⅱ度熱傷
a：受傷後 2 日目
b：受傷後 6 か月

気管切開を検討しなければならない.

　顔面熱傷の治療では, 清潔保持のため, 洗顔や洗髪, シャワー浴などを行う. 痂皮や壊死組織を適宜除去することで患部の清潔を保つようにする. 汚染の原因となり得る毛髪は可能であれば短くカットしておく. 口腔内や口周辺の熱傷では, 口腔の清潔保持のため初期から口腔ケアを行うとよい. 経口挿管されている場合も同様である. 顔面熱傷に対する保存的療法は軟膏療法と創傷被覆材による治療に大別される.

1. 軟膏療法

　軟膏を用いて湿潤環境下での創治癒を目指す. 顔面部では基本的に開放療法が行われる. ここでの開放療法とは軟膏を塗布し, ガーゼや包帯, 被覆材などを用いない方法のことである. これにより処置時の疼痛や苦痛を避け, 煩雑な包帯交換を減らすことができる. 軟膏は, 1 日に複数回塗布し, 乾燥を予防する. Ⅱ度熱傷創まではワセリン基剤軟膏を用いる. 創部汚染がある場合は抗生物質含有軟膏を用い, 腫脹や疼痛がある場合にはステロイド外用剤などを使用する. 範囲や深さによって軟膏を選択する. ただし深達性Ⅱ度熱傷以

上の創面にはステロイド外用剤の使用は避ける. Ⅲ度熱傷創へは感染予防としてスルファジアジン銀（SSD）, 壊死組織除去目的にブロメライン軟膏が推奨される. 熱傷潰瘍に対しては線維芽細胞増殖因子（bFGF）製剤の併用が有用である[2)3)]. 浅達性Ⅱ度熱傷までであれば開放の軟膏療法のみでほぼ問題なく上皮化が得られる（図 1-b）.

2. 創傷被覆材を用いた治療

　創傷被覆材は浸出液のコントロール, 湿潤環境の保持, 疼痛緩和, 外的刺激からの保護などに有用である. 保険適用の機能区分における真皮に至る創傷用と皮下組織に至る創傷用のものが主に使用される. 浸出液を吸収し, 固着しにくい点でハイドロコロイドやポリウレタンフォームのものが使用しやすい. ハイドロファイバーは高い吸収力から熱傷に使用されるが, 浸出液が少ないと固着する場合があり, 剝がす際にはしっかりと吸水させてから除去する. 感染リスクの高い場合は銀製剤含有のものを使用する. 創面の観察は重要であり, 明らかな感染徴候が見られる場合には使用を中止する[4)].

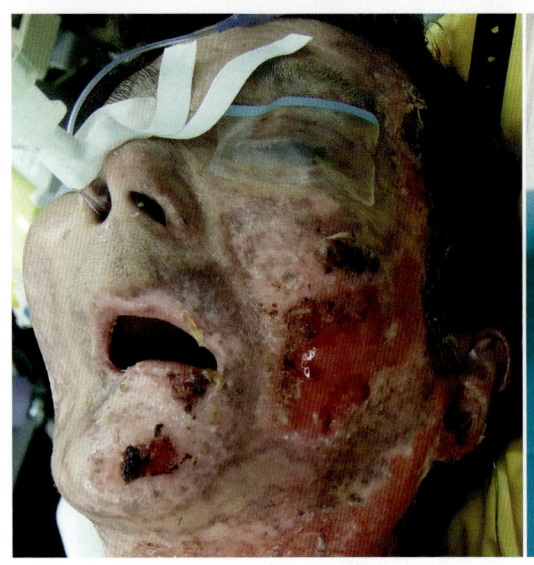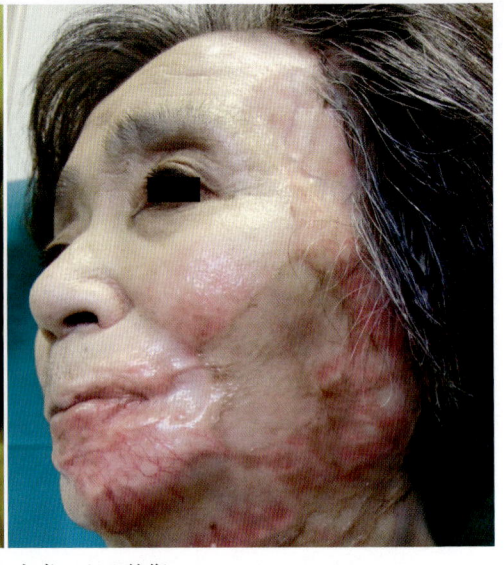

a | b

図 2. 81 歳，女性．火炎による熱傷

熱傷受傷後4週目に左頬の残存潰瘍に対して厚目分層植皮術を施行した．術後6か月では瘢痕治癒した周囲組織に比べ，植皮した部分の方が色調，質感ともに良好である．

a：手術時
b：術後6か月

手術療法

熱傷の深達度が明らかになるまでは保存的治療を行うが，深達性Ⅱ度熱傷やⅢ度熱傷では，部位や範囲によっては外科的手術を要することがある．特に眼瞼や口唇といった自由縁を有する部位の熱傷では兎眼や外反，小口症などをきたすため1〜2週間程度で手術適応の見極めが重要となる．広範囲熱傷で救命が優先される場合や恵皮部に余裕がない場合には，長期の保存的治療を行い，後日瘢痕拘縮に対して治療を行うこともある．ただし，小児の熱傷や眼瞼などで一度瘢痕拘縮が起こると治療がより困難になると予想される場合は，やはり早期に手術を予定すべきである[5]．

手術は壊死組織の除去と自家遊離植皮を施行する．新鮮熱傷の段階での手術は，分層植皮を行う．将来的に瘢痕に対して全層植皮や組織拡張器を用いた再建を予定するのであれば，薄目の分層植皮でもよい．年齢や恵皮部の余裕の有無などを考慮しなければならないが，再建を予定しない場合には，やや厚目の分層植皮が整容的に優れている（図2）．しかし，分層植皮よりも全層植皮の方が整容的にも機能的にも優れている．小児の場合は

特に，恵皮部の犠牲を最小限とするため頭皮からの採皮が望ましいが，頭部からは大きな植皮片を得難く，シート状で大きな皮膚を採取するには手技的にも経験を要する．顔面部への植皮で重要な点は，可能な限りエステティックユニットに基づいた植皮を行うことである．また植皮片同士のつなぎ目にも配慮しながら大き目のシート状植皮を行う．網状植皮は整容面を考えて顔面には行わない．

部位別に見た治療の特徴

1．眼　瞼

眼瞼の皮膚は体の中でも最も薄いため熱傷が深くなり瘢痕拘縮をきたしやすい．眼瞼の拘縮により兎眼となり角膜障害を起こす．

眼瞼の熱傷創には耳介後部からの全層植皮を行い，タイオーバー固定とともに外反や拘縮予防に瞼板縫合を1週間程度行うとよい．眼瞼部は機能障害を最小限にするため，優先的に植皮術などの治療を予定する．

重度の瘢痕拘縮に対しては浅側頭動脈皮弁や眼輪筋皮弁などの皮弁による再建を行う．

2．口　唇

　眼瞼とともに自由縁を有する部位であり，拘縮により外反や開口障害を起こす．眼瞼と同様に優先的に治療を進める．

　口唇部の熱傷創には耳介周囲，鎖骨部などからなるべく色調の近い皮膚を恵皮部として全層植皮を行う．植皮後は植皮の生着目的のために開口を制限し，流動食など食事形態に配慮する．瘢痕拘縮予防には口角のスプリントが推奨される[6]．

　下口唇で頸部に続く瘢痕拘縮の場合には，薄い皮弁による再建も有用である[7]．

3．外　耳

　血行は主に後耳介動脈からと軟骨膜の毛細血管網から供給される．皮膚は薄く熱傷により軟骨が露出しやすい．軟骨の感染は耳介の高度変形や欠損の原因となるため注意が必要である．軟骨炎を起こす前に分層植皮を行うか，耳介後部や側頭部へポケットを作成し軟骨を埋め込むなどの対策をとる．

　耳介への分層植皮は網状植皮であっても整容面や瘢痕拘縮への影響は少ない[8]．軟骨炎を起こした場合には拡大させないようにデブリードマンなどを早期に行う．感染を予防するために弱酸性または中性石鹸で優しく洗浄し，塗布した軟膏も毎回丁寧に除去する．4〜6時間おきに洗浄を行い抗生剤含有軟膏を塗布するとよい[9]．外耳の熱傷では摩擦や圧迫による外的損傷にも注意が必要である．

　高度の瘢痕拘縮，耳介欠損に対しては肋軟骨を用いた耳介再建術も行われる．

4．外　鼻

　鼻は皮脂腺など皮膚付属器が多く上皮化しやすい部位であるが，拘縮や軟骨炎などにより高度の変形を起こす．外鼻は整容的，機能的にも重要である．鼻翼軟骨の変形などで鼻孔の狭小化が起こるため鼻翼の熱傷ではリテイナーなどを用いて予防する．また外鼻では，経鼻による気管チューブや胃管の不適切な固定に伴い生じる潰瘍にも注意が必要である．外鼻に熱傷がない場合でもチューブによって軟骨の変形や後遺障害を残すことがある．医療関連機器圧迫創傷の予防と管理が必要であり，固定糸やチューブによる鼻柱，鼻孔縁や鼻翼軟骨への圧迫に注意する．

　高度な外鼻変形や欠損をきたした場合は，前額皮弁などを用いた皮弁による再建を行う．

瘢痕拘縮の治療

　顔面の新鮮熱傷に対して保存的治療や手術療法を行ったとしても，瘢痕や変形によって後遺障害が問題となることも多い．顔面は露出部であり，前述の通り整容的・機能的にも重要な器官が多いため，適切な治療が必要である．特に日常生活や社会生活に支障が出るような瘢痕拘縮や醜状変形に対しては再建手術を予定する．また小児では瘢痕拘縮を放置していると顔面の成長にも影響を及ぼす可能性があることに留意しなければならない[5]．再建方法は様々であるが，以下にそれぞれの再建法について解説する．

1．遊離植皮

　エステティックユニットに基づいた全層植皮術を行う．広範囲熱傷など恵皮部に制限がある場合は厚目分層植皮でもよい．一般に顔面の全層植皮は色調や質感を考慮し，鎖骨部や上腕内側など近傍の皮膚を用いることが多い．眼瞼などの小範囲であれば耳介後部が用いられる．顔面全体に熱傷瘢痕や色素沈着を認める場合には周囲との色調を合わせる必要がないため大きく採皮できる下腹部や腰部，鼠径部などが使用できる．当院では全層植皮には含皮下血管網遊離全層植皮（preserved subcutaneous vascular network skin graft；PSVN-SG）を積極的に使用している[10]．PSVN-SG の特徴として術後に植皮片の収縮や色素沈着を生じにくいという点があり，顔面部の植皮に有用である[11]（図 3）．遊離植皮術後にはタイオーバー固定を行い，タイオーバーを除去した後も植皮部の圧迫を継続することが重要である[12]．

2．局所皮弁

　顔面の軽度の線状瘢痕や，小範囲で周囲の正常

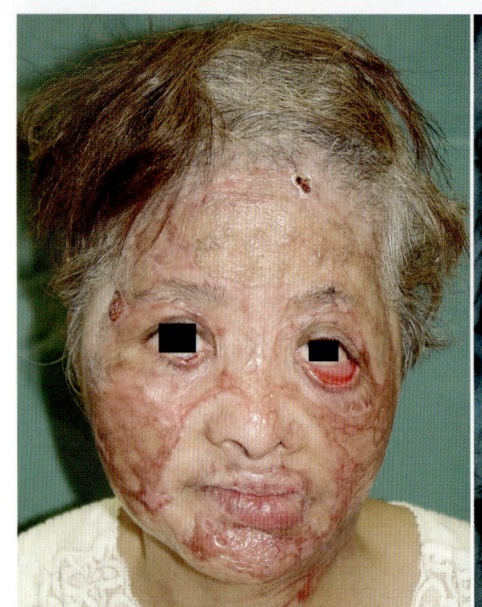
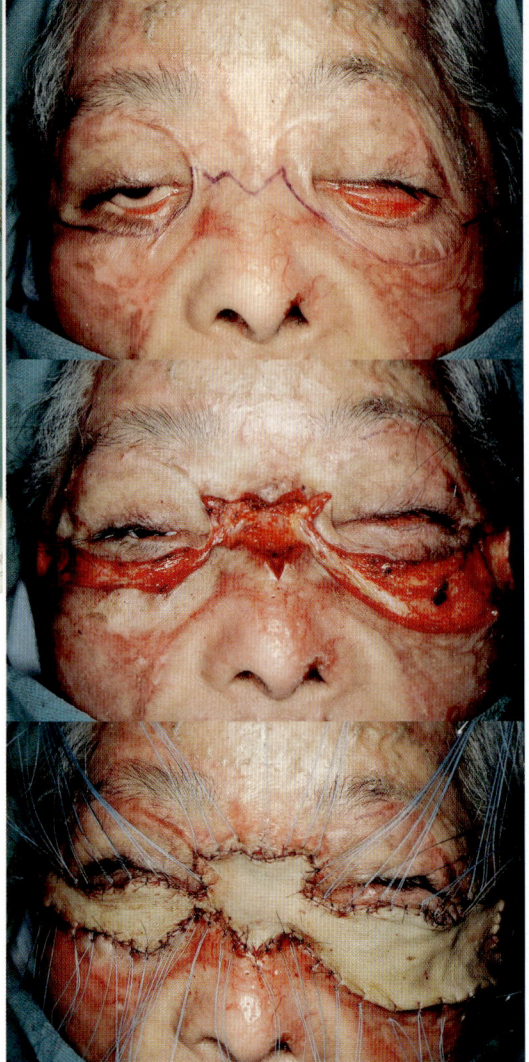

a | b

図 3.
52 歳，女性．火災にて顔面に熱傷受傷
瘢痕拘縮，醜状変形を認める．前額部と左頬部は受
傷早期に分層植皮術が施行されている．
　a：術前．受傷後 50 日
　b：受傷後 50 日．下眼瞼，鼻根部へ PSVN-SG を
　　　行った．

皮膚に余裕がある小範囲の熱傷瘢痕拘縮ならび
に，下顎部や頸部に近い部位の線状瘢痕拘縮など
には，Z 形成術や W 形成術，菱形皮弁などの簡単
な局所皮弁が有用である．眼瞼や口唇，鼻翼部な
どの整容的な修正術にも Z 形成術の特徴を応用す
ることができる．

3．有茎皮弁

外鼻の再建では前額皮弁がよく知られており，
外鼻の欠損や広範囲の変形に対して再建可能であ
る．鼻翼の変形など小範囲の外鼻変形に対しては
鼻唇溝皮弁などが有用である．その他，顔面部に
有用な皮弁として浅側頭動脈皮弁があり，耳介や
眼瞼，口唇部の再建に利用ができる．百束らが報

告した真皮下血管網（超薄）皮弁も顔面下部，特に
下顎頸部の瘢痕拘縮の再建に有用である[7)8)]．

4．遊離皮弁

遊離皮弁は顔面の各部位の再建に適用されてき
た．眉毛などの有毛部再建や外鼻や外耳の軟骨を
含めた再建に使用される[13)]．近年，穿通枝を用い
た遊離皮弁が開発され，様々な再建に利用されて
いる．これまでのような遊離皮弁の欠点でもある
厚みや質感の制限がなくなり，顔面の再建や熱傷
瘢痕拘縮に対しての修正術に穿通枝を用いた薄い
遊離皮弁が有用と考えられる[8)14)]．遊離皮弁の進
歩に伴い，今後顔面の熱傷後遺障害に対する手術
にも適応が拡大されると考える．当然，周囲の瘢

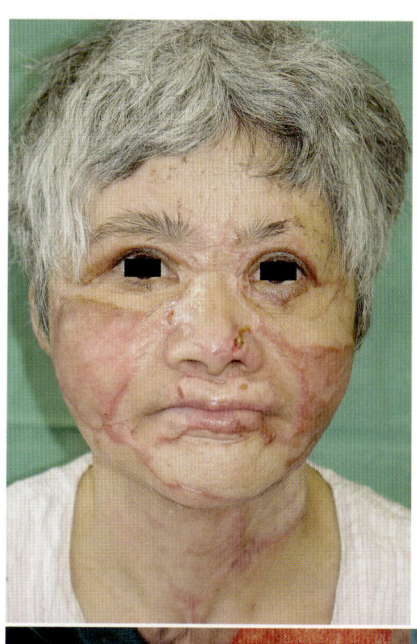

図 3のつづき.

c：受傷後6か月
下眼瞼外反は改善されている．経過中に頤部へも PSVN-SG を施行している．

d：受傷後6か月
両側頬部の肥厚性瘢痕部へ PSVN-SG を行った．採皮は両鎖骨部から行った．

e：受傷後1年
顔貌は改善された．頬部の色調や質感も良好である．

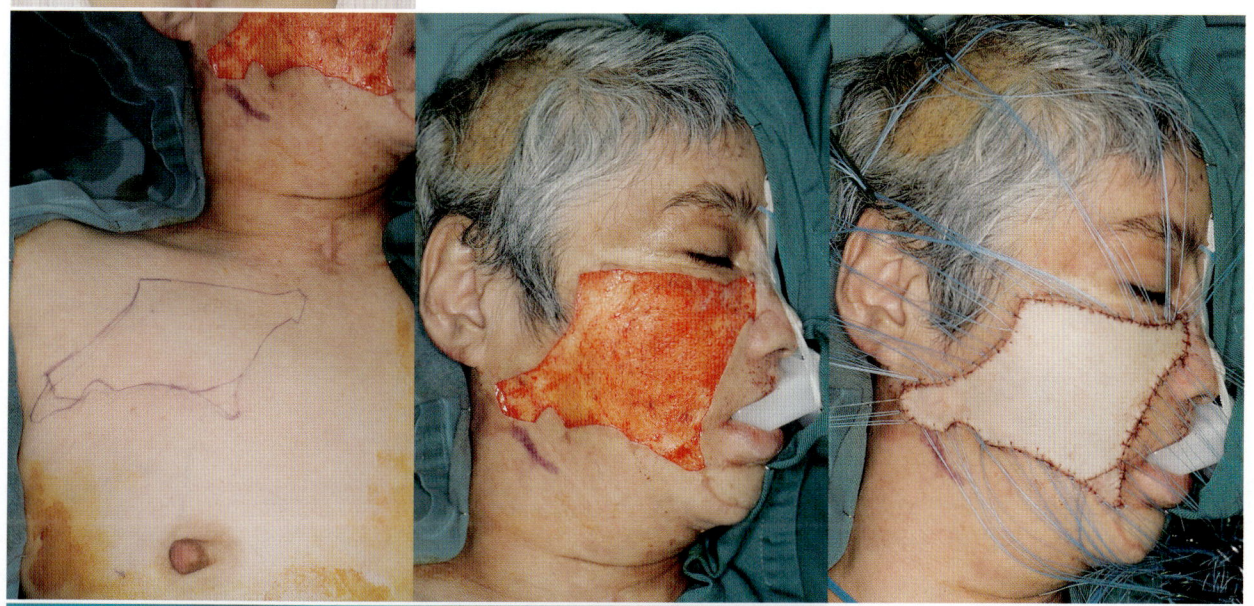

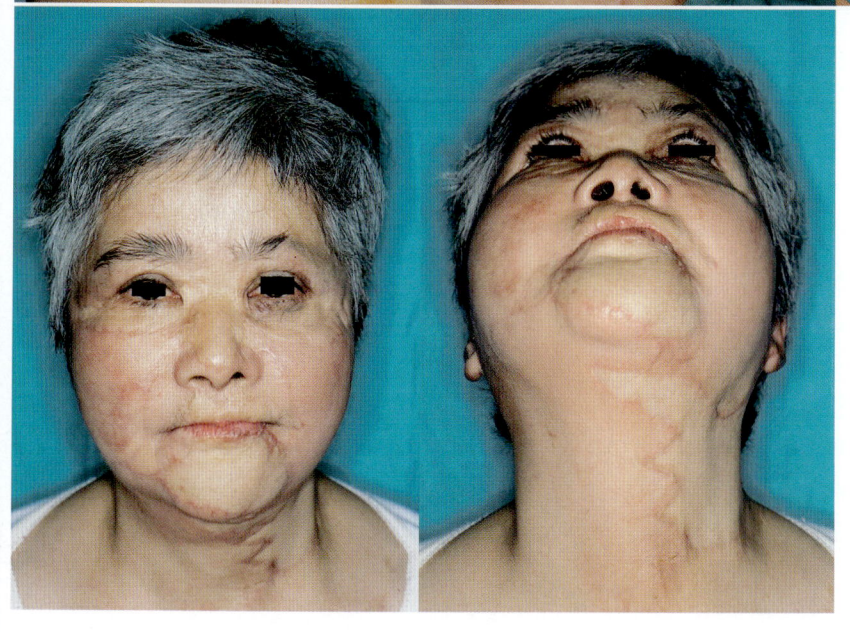

痕組織や吻合血管の制限といった問題があるために，より精細な微小血管吻合技術の習得が必要である．

5．組織拡張器(tissue expander；TE)による再建

周囲に利用可能な正常組織が残っている場合にはTEを用いた再建が有用である．頸部や頬部などからTEを用いて正常皮膚を伸張し，皮弁を作成する．また別の方法として，腹部や鼠径部の恵皮部に対してTEを用いて伸展された皮膚を採取し，全層植皮を行うことが可能である(expanded skin grafting)．

6．その他

外鼻や外耳の欠損など高度な後遺障害に対しては人工補綴物の使用も選択肢の1つである．周辺組織が広範囲で瘢痕となっている場合でも装着が可能である．

レーザー治療

瘢痕やケロイドに対して近年では手術以外にレーザー治療も行われている．瘢痕に対して各種のフラクショナルレーザーが有用であり，熱傷瘢痕に対してもレーザー治療が有効との報告もある[15)16]．瘢痕の形状や大きさなどによっては瘢痕治療の選択肢の1つとなり得る．今後の各種レーザーの発展に伴い，適応や効果についての研究が期待される．

その他

露出部である顔面の熱傷患者は，醜状瘢痕や疼痛により心身ともに苦痛を伴うことが多い．醜貌とともに瘢痕拘縮による後遺障害も退院後の社会生活への適応の妨げとなる．重症熱傷でしばしばみられるような精神医学的問題点についても配慮を要する[17]．受傷直後から始まる心理的ストレスも大きいため，これらに対して精神科医，リエゾンの早期介入を検討する．患者は治療期間中において様々な精神医学的問題と対面するため，常日頃から治療スタッフは患者の話や訴えをよく聞

き，スタッフ間での情報を共有することが重要である．社会生活に戻ったあとに抑うつ症状や心的外傷後ストレス障害(PTSD)を発症する場合もあり退院後も注意を要する[18]．

まとめ

顔面の熱傷は患者や家族への精神的苦痛が大きく，深部に及ぶ熱傷は醜状瘢痕を形成し社会生活の障壁となり得る．特に小児への配慮は重要である．患者背景や熱傷部位・範囲など様々な状況が考えられるが，顔面の熱傷治療に精通し，多岐にわたる選択肢の中から最良の治療を組み合わせ提供することが求められる．

参考文献

1) Artz, C. P., Moncriff, J. A.： Burns of specific areas. The Treatment of Burns. 2nd ed. 231-241, W. B. Saunders, Philadelphia, 1969.

2) 初期局所療法．熱傷診療ガイドライン改訂第2版．日本熱傷学会学術委員会編．43-55, 春恒社, 2015.

3) 安田　浩：初期局所療法．形成外科．**53**：519-526, 2010.
   Summary　熱傷診療ガイドラインやエビデンスに基づいた軟膏治療などの初期局所療法を解説したもの．

4) 浅井真太郎：熱傷創に対する創傷被覆材の選択．形成外科．**55**：255-264, 2012.
   Summary　熱傷治療に使用する創傷被覆材の種類と使用方法についてわかりやすくまとめたもの．

5) 村上正洋ほか：【小児熱傷・特殊損傷 必須ガイド】小児の顔面・頚部熱傷の治療．PEPARS．**25**：37-47, 2009.
   Summary　顔面熱傷治療について小児特有の注意点などにも言及．

6) Richard, R. L., Staley, M. J.：Splinting Techniques for the Burn Patient. Burn care and Rehabilitation Principles and Practice. 242-323, F. A. Davis, Philadelphia, 1994.
   Summary　熱傷患者の拘縮予防のためにスプリントテクニックを部位ごとに紹介．

7) 百束比古ほか：超薄皮弁による頸部熱傷瘢痕拘縮の再建．形成外科．**52**：1417-1425, 2009.

Summary　超薄皮弁の概念から皮弁の有用性について記述され，超薄皮弁の種類とその適応についてわかりやすく解説.

8）村上正洋，百束比古：【遊離皮膚移植術の実際】顔面・頚部における遊離植皮術の適応と実際. PEPARS. **2**：44-52, 2005.
Summary　エステティックユニット，部位ごとに分けた顔面への遊離植皮術の適応と治療について解説. 著者らの植皮時の工夫も紹介.

9）Kucan, J. O., Robson, M. C.：Care of the Burned Ear. Burns of the Head and Neck. Wachtel, T. L. et al., ed. 75-88, W. B. Saunders, Philadelphia, 1984.

10）Tsukada, S：Transfer of free skin grafts with a preserved subcutaneous vascular network. Ann Plast Surg. **4**：500-506, 1980.

11）川上重彦：形成外科珠玉のオペ―含皮下血管網遊離全層植皮術. 形成外科. **60**（増刊号）：S38-S44, 2017.
Summary　含皮下血管網遊離全層植皮の開発の歴史や概念に加え，手技と特徴をＱ＆Ａ形式で紹介したもの.

12）鬼塚卓彌：植皮術. 形成外科手術書 改訂第5版 基礎編. 255-278, 南江堂, 2018.

13）百束比古，秋元正宇：顔面熱傷瘢痕治療における遊離皮弁移植とその応用. 形成外科. **43**：775-783, 2000.
Summary　顔面再建における様々な遊離皮弁について紹介.

14）Hyakusoku, H., et al.：The microvascular augmented subdermal vascular network（ma-SVN）flap：its variations and recent development in using intercostal perforators. Br J Plast Surg. **55**：402-411, 2002.

15）竹本剛司ほか：SCAAR FX を用いた瘢痕治療. 形成外科. **58**：723-728, 2015.

16）矢加部　文，大慈弥裕之：Er. YAG フラクショナルレーザーを用いた瘢痕治療. 形成外科. **58**：731-740, 2015.

17）金子晶子ほか：熱傷センター入院患者における精神医学的検討. 精神医学. **47**：979-984, 2005.

18）Roca, R. P., et al.：Posttraumatic adaptation and distress among adult burn survivors. Am J Psychiatry. **149**：1234-1238, 1992.

PEPARS No.155：66-71, 2019

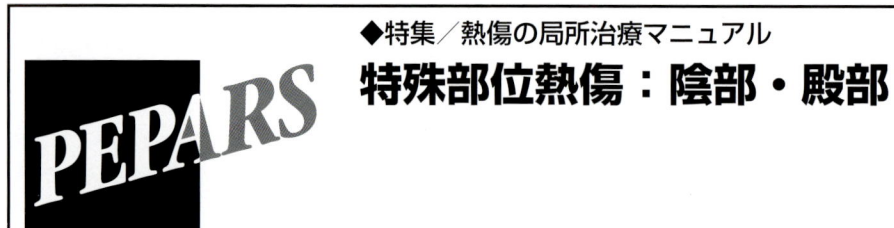

◆特集／熱傷の局所治療マニュアル

特殊部位熱傷：陰部・殿部

三川 信之*

Key Words：外陰部熱傷(genital burn)，会陰部熱傷(perineal burn)，局所治療(topical treatment)，感染対策(management to the infection)，瘢痕拘縮(scar contracture)

Abstract 非露出部の陰部・殿部は他の部位に比べ熱傷を受けにくい部位であり，特に深達性熱傷は稀である．陰部は下腹部，両大腿部に，肛門部は殿部に周囲を囲まれているため，会陰部，肛門部が直接損傷を受けることは少ない．この部位の熱傷のほとんどは重症の広範囲熱傷の場合が多く，治療の際，全身管理に忙殺されるあまり，陰部・殿部の創部の治療は軽視されがちである．しかし，同部位は排尿・排泄により創の汚染，感染が起こりやすく，感染は全身状態の悪化を招く．そして創の治癒遅延による瘢痕拘縮をきたせば，排尿・排便障害，性交障害，分娩障害などの機能障害につながる．陰部・殿部熱傷に対しては受傷早期より，厳重な排尿・排便管理と創部の局所管理が重要で，さらには適切な手術と術後管理が不可欠である．

はじめに

陰部・殿部熱傷は単独部位としては起こりにくく，熱湯や衣服着火による深在性の熱傷も比較的稀である．以前は囲炉裏や掘り炬燵，追い炊きした浴槽への転落などでこの部位の熱傷はしばしば見られたが，近年は生活様式の変化とともに，広範囲熱傷の一部位として治療する機会が多くなっている[1]．そしてその場合，全身管理にとらわれるあまり，陰部・殿部の治療は後回しとなることが少なくない．しかし，同部位には尿道や肛門が近接しているため，創の管理が難しく，容易に感染症を生じる．さらに創部の治癒遅延による性器，排泄器，股間の瘢痕拘縮は，著しい機能障害をきたす．陰部・殿部の熱傷は特殊部位として，顔面同様，重要視されるべきであり，後の機能障害を防ぐため受傷早期からの適切な局所管理が重要である．本稿では陰部・殿部熱傷について，留意すべき注意点や問題点，局所処置のポイントなどを解説する．

* Nobuyuki MITSUKAWA，〒260-8670 千葉市中央区亥鼻1-8-1 千葉大学大学院医学研究院形成外科学，教授

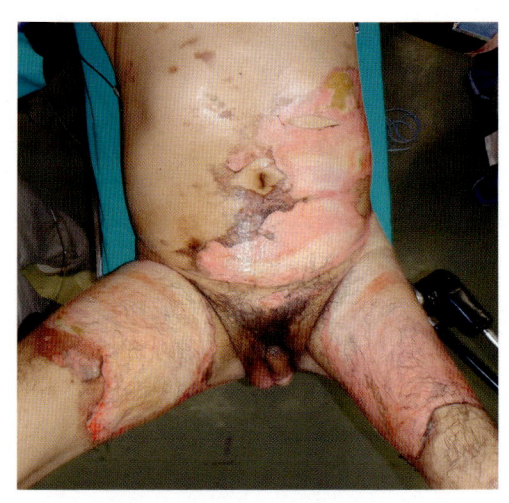

図 1．熱湯による腹部・両大腿部深達性熱傷
下着部分の陰部には熱傷を認めない．

陰部・殿部熱傷の特徴

陰部・殿部は普段は着衣で隠れている場所であり，火災などで熱傷を受傷することは少ない(図1)．陰部では反射的に両大腿を内側に縮めて守るため，陰唇や陰茎の熱傷は一般には稀であるが，上方から流れた熱湯が陰部に貯留し，加熱時間が

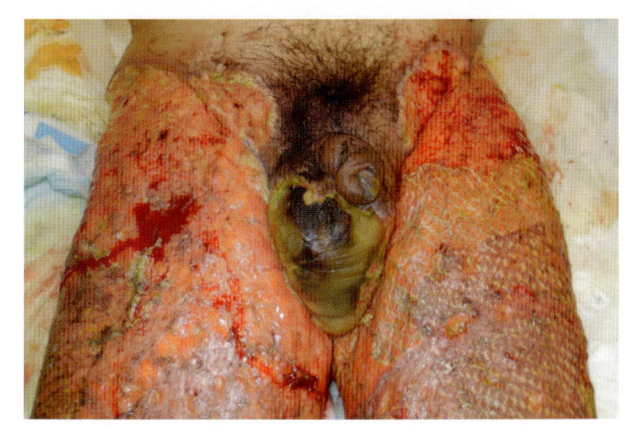

図2. 他部位の治療(デブリードマン，植皮術)が優先され，陰嚢の治療が後回しになった症例

長くなった時は逆に深い熱傷を起こしやすい．また浴槽内の熱湯に転落した場合なども陰部・殿部に熱傷を受ける．

陰部においては男性では陰茎・陰嚢，女性では陰唇・腟などの外性器があり，殿部には肛門が位置している．外陰部は排尿，性交や分娩，肛門部は排便という重要な機能を持つ．また会陰部は熱傷後の瘢痕拘縮により下肢開排制限を引き起こす．そのため，陰部・殿部熱傷の治療にあたっては，これらを十分考慮した上で，綿密な治療計画を立てることが必要である．さらに同部位はもともと羞恥心の強い部分であるため，外性器の変形や瘢痕，陰毛の消失などは心理面にまで影響を及ぼすことも留意しなければならない．

陰部・殿部熱傷創の初期治療

前述のごとく，陰部・殿部は熱傷の受けにくい部位であり，広範囲熱傷の一領域として経験する場合が多い．そのため，受傷早期は全身管理や他部位の治療が中心となり，陰部・殿部の本格的治療は後回しになることも少なくない(図2)．しかし，同部位は排尿・排泄により創の汚染，感染が生じやすく，感染が起こると全身状態の悪化を招く．そこで受傷早期からの適切な局所処置が要求される．

1．排尿・排便管理

陰部・殿部の熱傷においては，排尿・排便による創部の汚染とそれに伴う感染制御が最重要である．またこの部位は，創部をうまく展開すること

が難しい．

A．尿管理

尿の管理には初期治療からただちに尿道バルーンカテーテルを挿入する．広範囲熱傷の場合は言うまでもなく，輸液管理の際の尿量の確認のためでもある．しかしながら，長期の留置は尿路感染症の原因となるため，適宜交換，膀胱洗浄などが必要となる．熱傷の深度が深く，バルーンカテーテルの留置が困難な症例は泌尿器科医に相談し，膀胱皮膚瘻の造設も考慮する．

B．排便管理

1）栄養管理

受傷後数日は排便機能が減弱しているが，その後は必ず管理が必要となる．栄養を経静脈栄養法，低残渣食にしたり，アヘンチンキ，リン酸コデイン，整腸剤，下痢薬などの投与により排便をコントロールする方法が採られる．しかし，あまり効果的ではなく，また長期間続けることは難しいため，我々の施設でも特別な栄養管理は行っていない．

2）排便時の処置

最も大切なのは，排便に対する熱傷創の汚染防止と洗浄・消毒の方法である．創部が局部に限局している場合は，離床してトイレでの排便，創部の洗浄が可能であるが，広範囲熱傷の場合はベッド上で行うことになる．現実的には創部を清潔に保つため，排便後の十分な洗浄を心がけること，フィルムドレッシングを用いて周囲の創に汚染がないようにすることが基本となる[2]．排便後の処置としては，微温湯で肛門部を洗浄し，必要に応じて創傷被覆材を交換する．空気流動ベッドを用いると，排便の管理が楽になり，患者の苦痛も軽減できる[1]．

3）Skeletal suspension

陰部・殿部の熱傷管理に有用な方法として，長年 skeletal suspension が頻用されてきた．本法は下肢の骨に鋼線を刺入して，適当な方向に吊り上げることによって下肢を一定の肢位に保持するものである(図3)．利点としては，局所の創が容易に展開され，排便管理はもちろん，創部の観察と処置が容易となること，術後の安静の保持などである．一方合併症として，鋼線刺入部の感染や骨

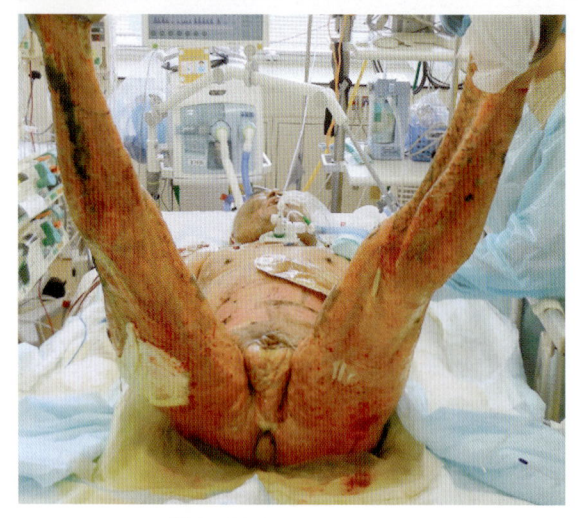

図3. Skeletal suspension
創部は開放療法を行っている.

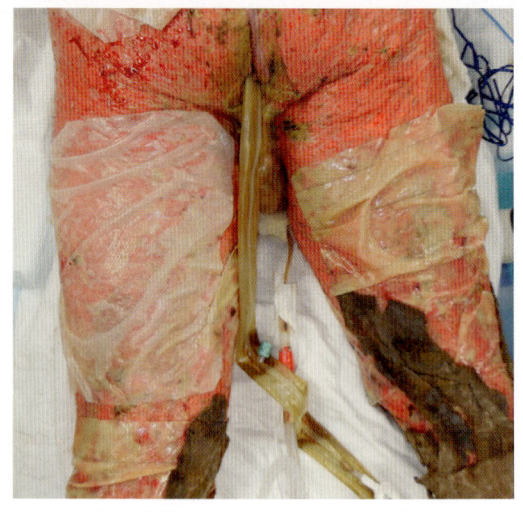

図4. 便失禁管理システム(Flex-Seal®:フレキ
シシール)による排便管理

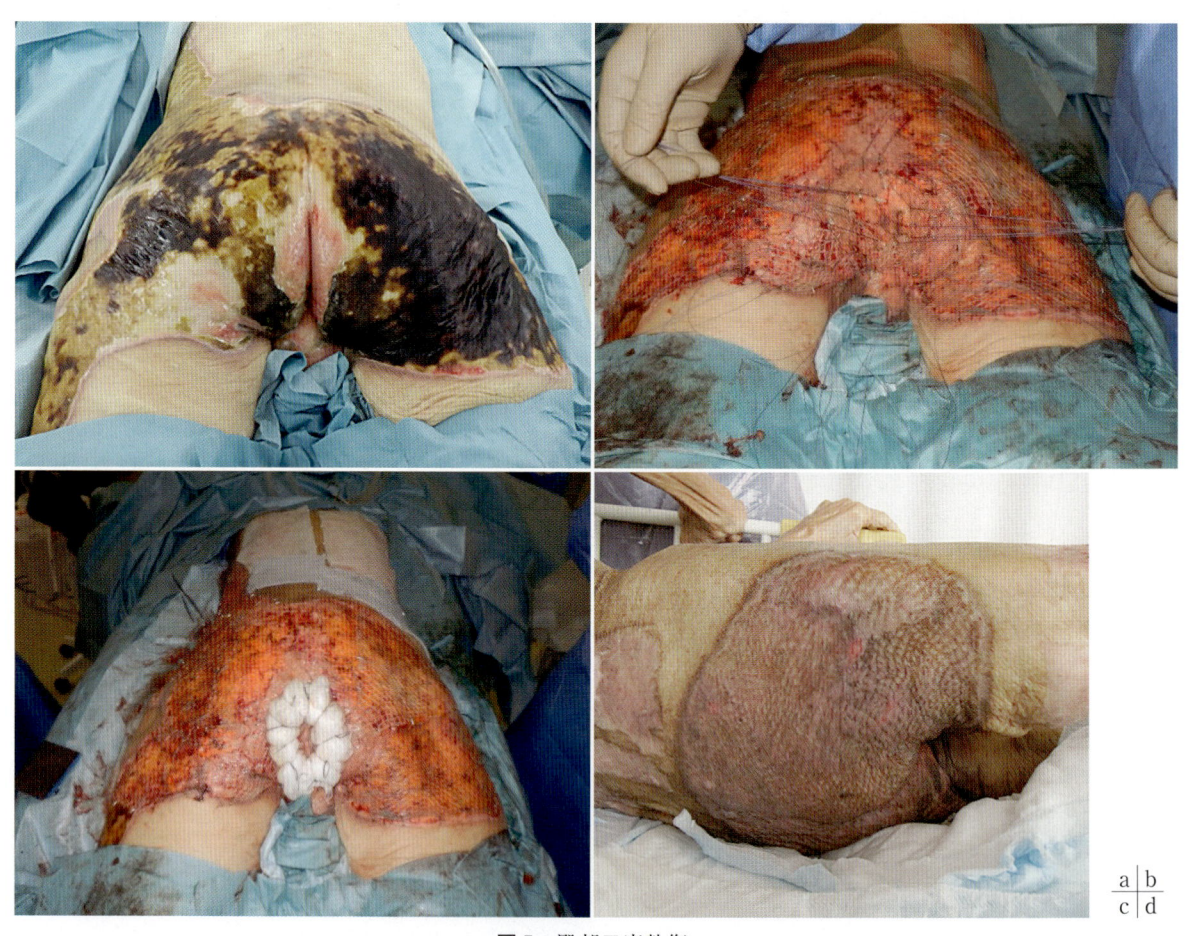

図5. 殿部Ⅲ度熱傷

a:術前
b:術中. 3倍網状植皮術を施行
c:術中. ドーナツ状にタイオーバーを施行. この後, Flex-Seal® を挿入して管理
d:術後6か月. 排便に問題はない.

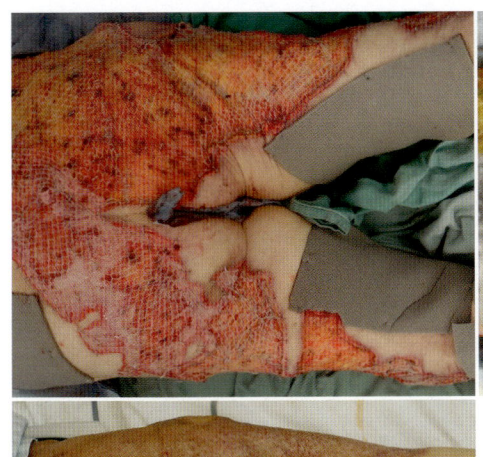
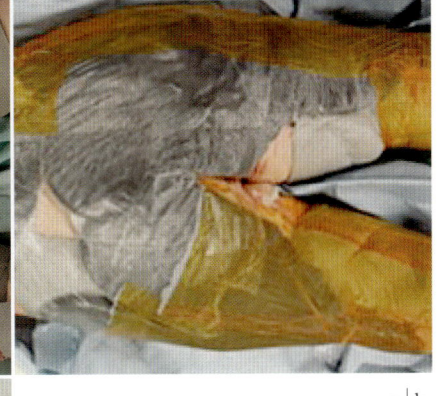
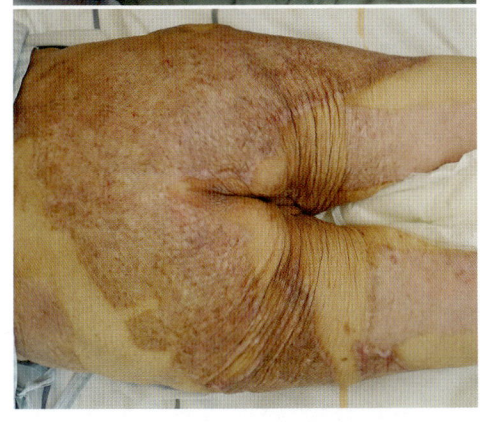

a | b
c

図6.
殿部熱傷の植皮後における陰圧閉鎖療法
（NPWT）の併用
　a：植皮直後
　b：NPWT 装着後
　c：術後 141 日目
（山梨県立中央病院高度救命救急セン
　ター　岩瀬史明先生，同　形成外科
　小林公一先生　ご提供）
（文献 4 より引用）

変化，膝関節の過伸展による腓骨神経麻痺，下肢の挙上による循環動態の変化，脳浮腫，そして体動制限による肺浮腫や肺炎などの呼吸器合併症などがあり，高齢者には適応とならない．以下に述べる排便用具の開発もあり，現在ではあまり使用されない方法となった．

4）排便用具による管理

近年，肛門に柔らかいシリコン製のチューブを挿入し，便をパウチ内に誘導する排便用具が開発され，陰部・殿部の熱傷患者に用いられるようになった（図4）[3]．肛門内のバルーンは約4週間留置可能であり，粘膜や肛門括約筋に傷害を与えることもなく，非常に有用なデバイスである．固形便の場合，使用が難しいため，緩下剤を投与し軟便（水様便や泥状便）として使用する．

5）人工肛門による管理

肛門自体とその周囲の深達性熱傷や熱傷が肛門括約筋にまで及ぶ重症熱傷では，一時的に人工肛門を造設する場合もある．

2．熱傷創の管理

熱傷創に対しては，通常軟膏塗布とガーゼ，ま

たは創傷被覆材による閉鎖ドレッシングが一般的である．しかしながら，被覆材料のずれや排便による汚染を考慮した場合，開放療法による管理が大変有用である．具体的には軟膏ガーゼの貼付のみとし，ガーゼや包帯は使用しない．離被架などを用い，寝具が創部に触れないよう工夫する．創部の観察や処置，浸出液や排便による創汚染への対応が極めて容易となる．

陰部・殿部は血行が豊富な部位であり，熱傷創の肉芽形成が良好なため，たとえ深達性熱傷でも軟膏塗布による保存的治療が基本となる．その間，温浴やシャワー浴で創部を清潔に保つことは言うまでもない．壊死組織や感染のない創部にはbFGF 製剤（basic fibroblast growth factor）の使用も考慮する．創の上皮化が遅延した深達性熱傷や広範囲で明らかなⅢ度熱傷に対しては，植皮術を施行する．また高度瘢痕拘縮による後遺症が予測される症例，例えば創閉鎖後に肛門狭窄の恐れのある肛門周囲の全周性熱傷などについては，早期にうちに植皮術を行う（図5）．植皮は分層植皮が適応となり，シート，網状，パッチいずれでもよ

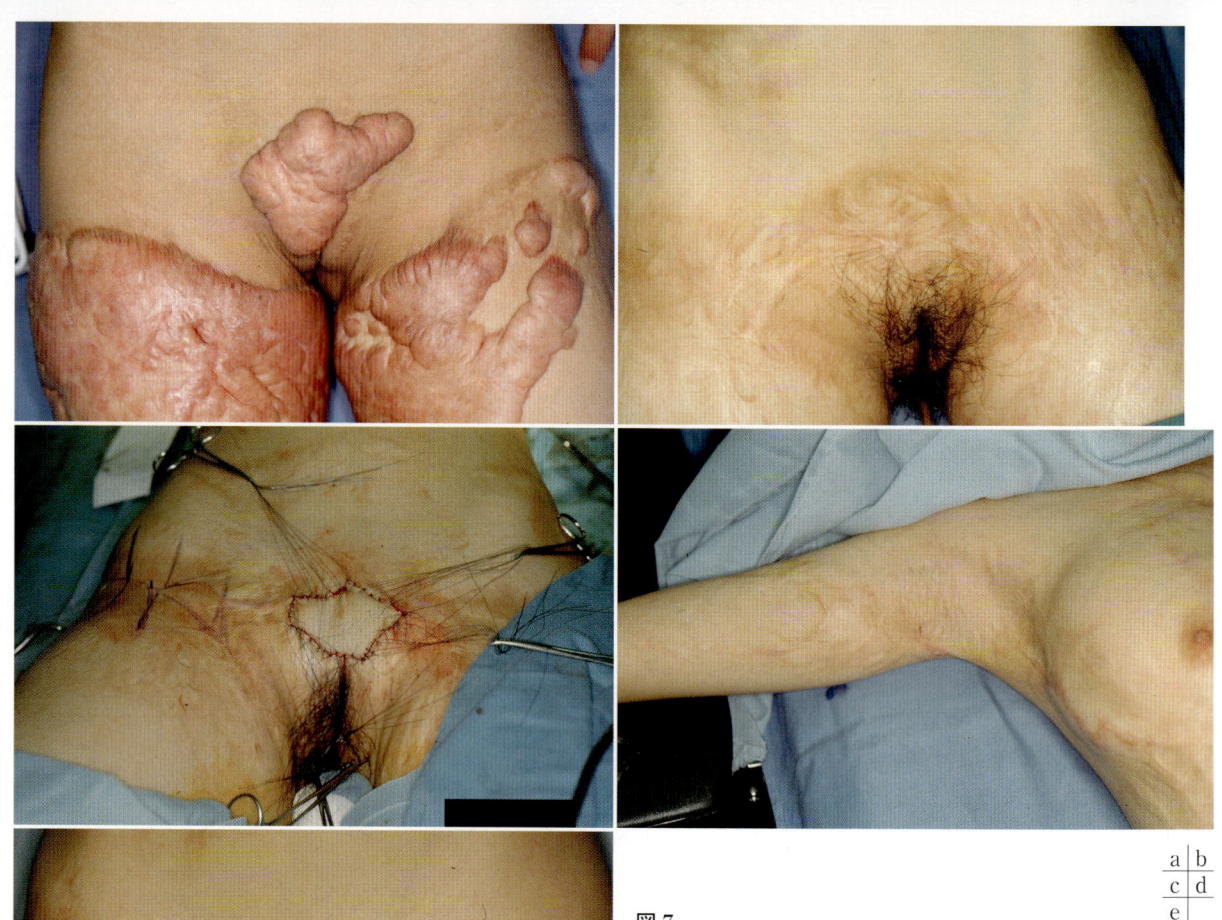

a	b
c	d
	e

図7.
外性器と大腿内側の瘢痕ケロイドと陰毛の消失に
対する治療
　a：術前
　b：ケロイド切除度，分層植皮術を施行
　c：陰毛の消失部位に腋窩の皮膚を全層植皮．ド
　　ナーの腋窩には下腹部の瘢痕皮膚を植皮
　d：術後のドナー
　e：術後．まばらながら再建した陰毛が認められ
　　る．

く，創の部位や状態を考慮して選択する．

　ところで陰部・殿部に遊離植皮を行った場合，
術後の安静の維持が難しく，植皮片のずれが問題
となっていた．タイオーバー固定を行うが，汚染
の恐れがある．近年，植皮片の固定に陰圧閉鎖療
法を用いた報告が散見され，我々もこの部位の植
皮術後の管理に使用し，良好な結果を得ている
（図6）[4]．

瘢痕および瘢痕拘縮に対する治療

　陰部・殿部の深達性熱傷に対し，保存的治療で
治癒させた場合，瘢痕拘縮による変形は程度の差
はあっても避けることはできない．陰茎・外陰部
の変形（陰茎の場合は勃起障害など），開排制限，
水かき変形などが生じる．機能はもちろん，心理
的な負担も考慮し，早期の拘縮解除と再建が望ま
しい．治療は拘縮が軽度の場合はZ形成術などを
用いるが，高度な場合は拘縮解除による広範囲の

皮膚欠損に対し，遊離植皮または皮弁を使用する．関節部や陰茎などの伸縮性が求められる部位には厚めの分層植皮が適応となる[5]．この部位の再建に用いる皮弁としては，薄筋皮弁や gluteal fold flap などがある．陰毛の欠損に対しては，植毛術も考慮される(図7)．なお小児の場合は，成長に伴う長期の観察が不可欠である．

まとめ

特殊部位として重要視されるべき陰部・殿部熱傷の局所療法について詳述した．この部位の熱傷は，創の汚染や感染をコントロールしながらの保存的治療が原則である．瘢痕拘縮による著しい機能障害を未然に防ぐため，受傷早期より適切な局所管理と治療が大切であると思われる．

参考文献

1) 田中克己：会陰部・肛門部熱傷．熱傷—治療マニュアル—改訂2版．田中　裕編．362-369，中外医学社，2013．
2) 松村　一：顔面，手部，足部，会陰部，肛門部特殊領域の熱傷の早期処置．形成外科ADVANCE シリーズ II-10 熱傷の治療—最近の進歩—．百束比古編．149-150，克誠堂出版，2003．
3) Bordes, J., et al.：A non-surgical device for faecal diversion in the management of perineal burns. Burns. **34**：840-844, 2008.
4) 岩瀬史明ほか：臀部・会陰部熱傷の植皮手術に対する局所陰圧療法(NPWT)の併用．熱傷．**44**：21-28, 2018．
5) 中西秀樹，安倍吉郎：【熱傷治療ガイド2007】特殊部位の熱傷　会陰部・肛門部の熱傷．救急医学．**31**：846-847, 2007．

「使える皮弁術―適応から挙上法まで―上・下巻」

編集／慶應義塾大学教授　中島　龍夫
日本医科大学教授　百束　比古

B5判　オールカラー　定価各(本体価格 12,000 円＋税)

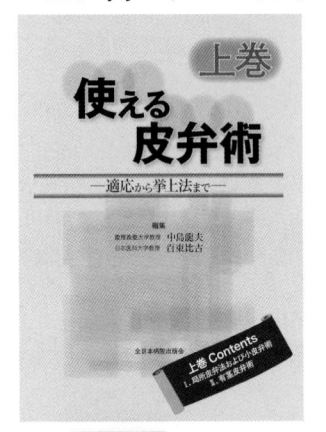

▽皮弁外科の第一線で活躍するエキスパートが豊富なイラストや写真で本当に「使える」皮弁術を詳しく解説！

▽「局所皮弁法および小皮弁術」、「有茎皮弁術」、「遊離皮弁術」、「特殊な概念の皮弁術・新しい方法」の4部に分けて、わかりやすくまとめました！

是非、手にお取りください！！

目次

(株)全日本病院出版会

〒 113-0033　東京都文京区本郷 3-16-4
TEL：03-5689-5989　FAX：03-5689-8030
www.zenniti.com

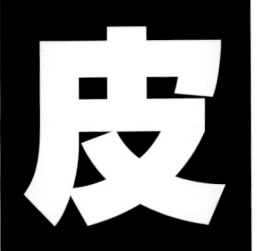
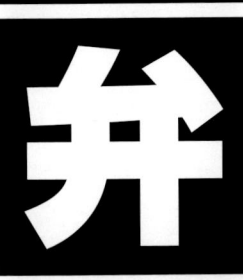
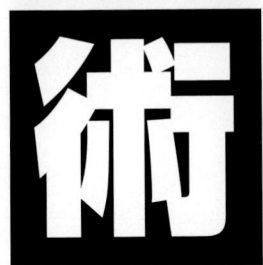

PEPARS No.155：73-83, 2019

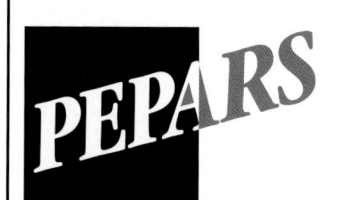

◆特集／熱傷の局所治療マニュアル

特殊部位熱傷：眼，眼瞼周囲の熱傷

迎 伸彦*1 宗 雅*2

Key Words：眼周囲熱傷(peri-orbital burn)，角膜(cornea)，眼化学損傷(ocular chemical injury)，眼表面熱傷の分類 (classification of ocular surface burns)

Abstract 眼周囲熱傷の治療では，熱傷に対する知識や手技のみならず，眼科領域の知識も必要である．受傷原因と病態，初期救急治療における診察，局所処置などの要点について記述する．

急性期における局所治療，角膜乾燥予防，角膜潰瘍や穿孔への対策，緊急治療など，またその後の眼瞼周囲の瘢痕拘縮に対する形成手術，眼科的後遺症に対する視力回復のための長期間にわたる治療が必要となり，眼周囲熱傷後の視機能障害を回避するためには，受傷初期から眼科医の共助診療が必須である．

特に広範囲重症熱傷では，救命と全身管理が優先されるが，続発的眼合併症を避けるためには積極的な創閉鎖が予防策となり，後日の瘢痕修正も容易になる．眼瞼周囲を含む広範囲深達性熱傷での問題点，治療戦略について記述する．

はじめに

眼，眼瞼周囲の熱傷は，顔面が熱傷の特殊領域とされているように視力という重要な機能面と整容の両面から格別に配慮するべき熱傷と言える．

本稿では主に初期治療に際し重要な項目，注意点を，実際の診察治療に即して解説する．また眼球表層の一次的熱傷，損傷および二次的病変，広範囲熱傷における眼瞼周囲熱傷について記述する．

発生頻度に関して

眼瞼周囲の熱傷(眼球を含む)の頻度については，国，地域，診療科により差が認められる．熱傷全体に占める何らかの眼関連の合併症は5〜10%程度とされる[1]．

*1 Nobuhiko MUKAE，〒802-8517 北九州市小倉北区東城野町1番1号 北九州総合病院形成外科
*2 Miyabi SO，同

眼周囲熱傷，損傷の特性

顔面への熱傷では半数以上に眼瞼周囲の熱傷を伴うが，純粋に熱源が眼球自体に損傷を及ぼすことは稀である．これは侵襲に対して手，上腕による能動的防護反応，体幹の逃避反応，反射的な瞬目閉眼，Bell現象，また局所的には比較的厚く固い組織である眼瞼瞼板が存在することなどによる．眼瞼下の眼球表層に入り溜まる液体の量は通常0.5 mlを超えないとされ，意識があれば，急速な瞬き反射と眼瞼攣縮により，結膜囊に残留する量は約50 μlとなる．さらに流涙による洗浄も相まって，眼球表層が損傷することは比較的稀である．

しかしながら，意識消失，行動障害により熱源が長時間作用する状況，高温粘稠液体，固体による顔面熱傷，化学損傷では，皮膚深達性熱傷とともに眼球自体への一次損傷も生じ得る．眼球に直接原因物質が飛入すると痛みにより開瞼できず，自己初期洗浄が遅れ眼球損傷が深くなる．また小粒子が結膜囊へ残存し，長時間作用することにな

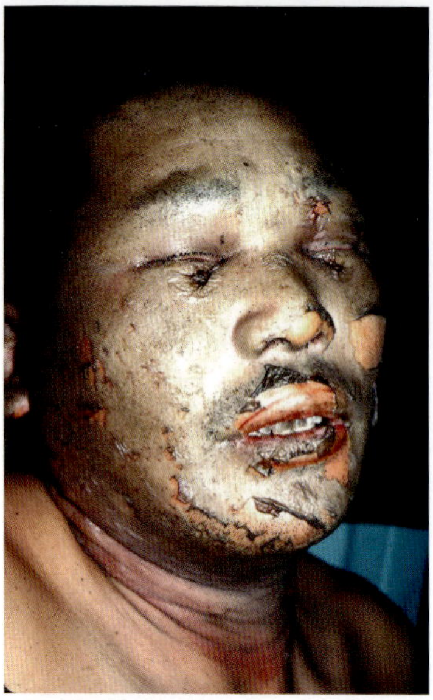

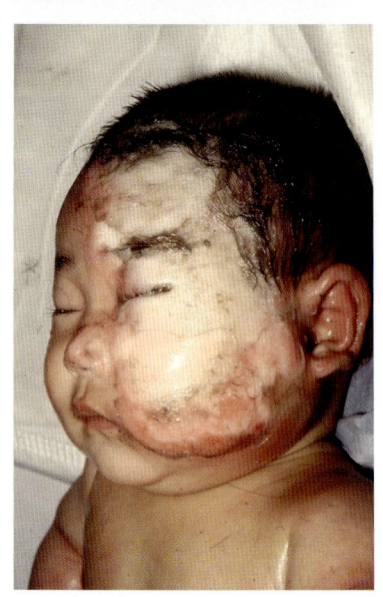

図 1.
受傷機転：火炎（爆発）

図 2. ▶
受傷機転：加熱個体（いろり）

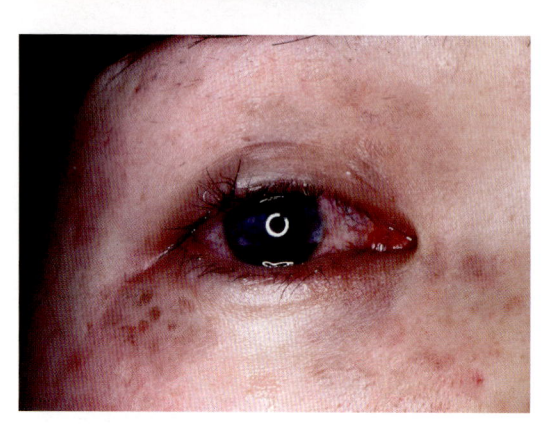

図 3.
受傷機転：高温粘性液体（油）

り深い損傷を引き起こす.

高次爆発に伴う広範囲熱傷では衝撃波による臓器障害に加え，飛来物で顔面皮膚挫創，眼開放損傷（角膜・強膜裂傷，穿孔性眼外傷），鈍的眼外傷を合併することもある（図1）.

さらに広範囲重症熱傷では長期間が経過する中で，二次的な角膜症を生じる. 眼周囲・眼球への熱傷（外傷を含む）では初療から迅速で継続的な眼科医による共助診療が必要である.

眼科緊急診療を要請する症状や所見状態は，① 眼球異物，② 瞳孔不整，③ 激しい眼痛，④ 視力低下，⑤ 角膜損傷が Dua 分類で3以上（表1-b），⑥ 穿孔・貫通損傷であるが，可能な限り初療から継続的な眼科医による共助診療が望ましい[2].

受傷機転と病態

眼周囲熱傷は，熱，化学物質，電気，電離放射線源などにて生じる.

重症度と予後は，起因物質の生物学的危険度，熱量，曝露時間，初期救急処置（洗浄）に依存する.

熱エネルギーによるものは炎や高温液体などである. 脳神経の協調による眼瞼の反射閉鎖，Bell 現象により，フラッシュによる受傷ではほとんどが皮膚表在性である（図1）.

炎や高温個体によるものでは作用時間により深達性となる（図2）.

高温液体熱傷は，高温液体飛散や蒸気などが原因となるが，侵襲度はその物質に依存する. 水などの不燃流体では侵襲は低いが，油等の粘性物は深い損傷となる可能性がある（図3）.

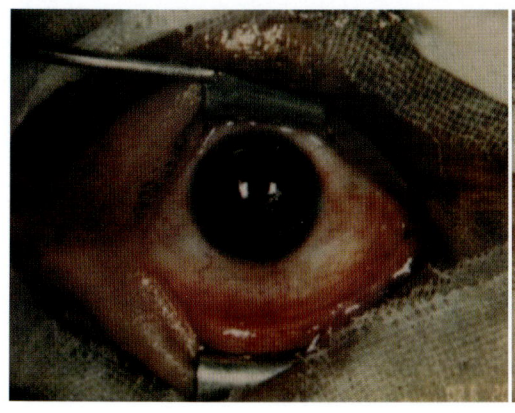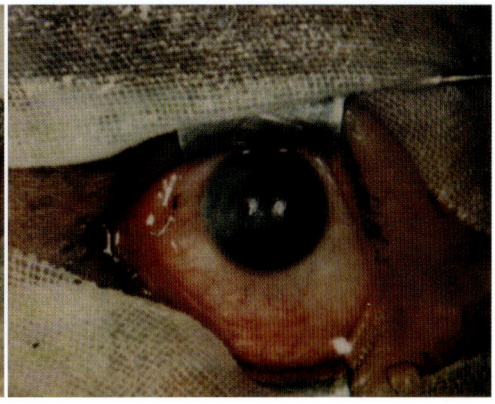

図 4. 受傷機転：電撃傷（アーク）

新しい文明利器の出現により，新たな外傷（熱傷）が生じる．電子レンジによる過加熱物の蒸気噴出，突沸飛散による受傷，近年ではモバイルフォンバッテリーや電子タバコ器具などの爆発による眼周囲熱傷（損傷）などである．

化学損傷では，衝撃力，曝露時間，量，pH，浸透性が侵襲度に相関する．酸やアルカリの飛散，飛入による家庭事故や就業中の工業薬品類による事故などで発生し，化学薬品労働災害事故では広範囲重症例が多い．

日常生活では酸としては塩酸，バッテリー液（希硫酸），アルカリとしては洗剤，アンモニア，漂白剤，苛性ソーダ（水酸化ナトリウム），セメント，生石灰（酸化カルシウム）などである．エアバッグの膨張時にエアロゾル化した水酸化ナトリウムによるアルカリ性角膜炎も生じる．

一般的な受傷機転である酸とアルカリでは病態が異なり，酸では皮膚，角膜表層組織が変性・凝固され痂皮化し，浸透が抑制される．例外的に弱酸で電離度の高いフッ化水素酸は遊離したフッ素イオンが中和されるまで組織破壊が進行する．一方アルカリでは鹸化により細胞壊死，炎症反応で液性融解を生じ浸透する．眼球においては角膜，結膜上皮，角膜実質，角膜内皮細胞を破壊し，さらに前眼房および，虹彩，毛様体，水晶体を損傷することもある[3]～[5]．

電撃損傷としては接触損傷とアーク熱傷がある．アーク熱傷は高熱で皮膚熱傷も発生する．

電撃傷による眼症状，続発病変として，白内障，結膜炎，角膜混濁，瞳孔異常，ぶどう膜炎，眼球運動障害，網膜剥離，硝子体出血，黄斑円孔，網膜中心動脈閉塞症，うっ血乳頭，視神経萎縮などが報告されている[6]（図 4）．

放射エネルギー損傷は，光線（紫外線，溶接アーク，各種レーザー放射線など）により眼外傷を生じるが，これらは波長（線種）により主な眼球障害部位が異なる．紫外線による角膜損傷では遅れて強い痛みを伴う．

救急での眼，眼瞼周囲熱傷の対応手順

搬入時に眼洗浄が必要であれば直ちに洗浄しながら行う（眼開放損傷などでは禁忌）．

1．初期熱傷の全身評価

病歴聴取をしながら熱傷受傷面積・深度を評価し，熱傷の重症度を判定して広範囲熱傷では必要に応じた全身管理を行う．広範囲化学損傷で顔面，眼瞼周囲の損傷があれば，口腔内も確認し誤飲による消化器損傷の可能性や，エアロゾル，気化した物質による吸入呼吸障害（損傷），吸収毒性の影響を考慮する．また特殊な扱いとなる化学薬品（フェノール，フッ化水素酸など）にも留意する[5]．

2．眼周囲の局所評価

受傷機転を考慮しながら眼瞼皮膚の評価（損傷や熱傷深度）と眼の機能評価を行う．

熱傷以外の眼瞼皮膚の損傷（挫創や穿創）や装着コンタクトレンズの有無，異物の有無，睫毛の焼灼状況（炭化あれば眼表層損傷の可能性が高くなり，焦げた睫毛の処置を行う（図 7）），などを調べる．

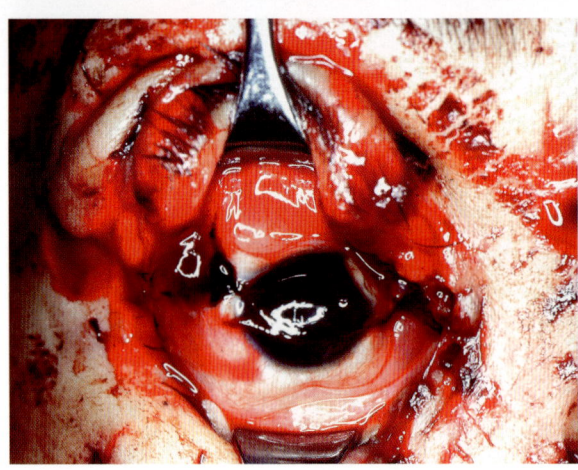
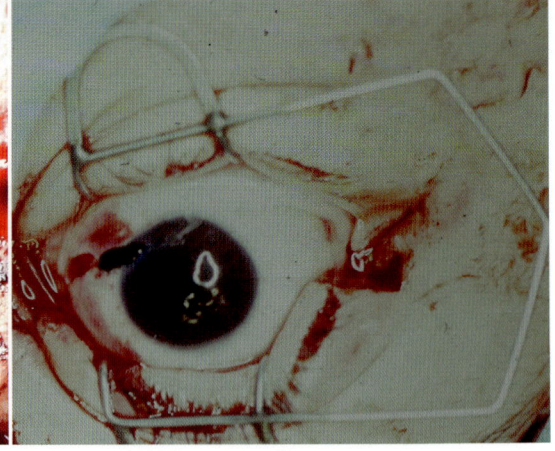

図 5. 眼球損傷（角膜穿孔・虹彩脱出）

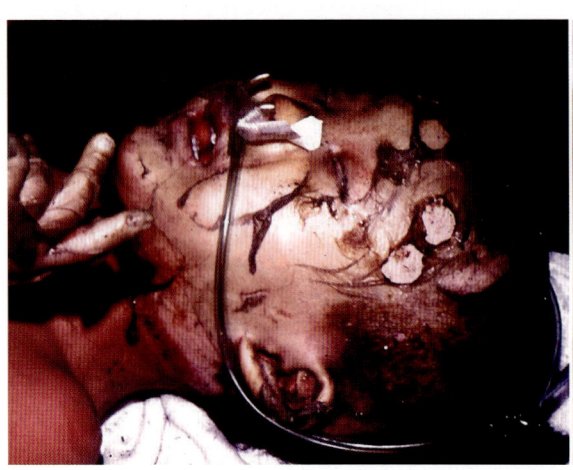
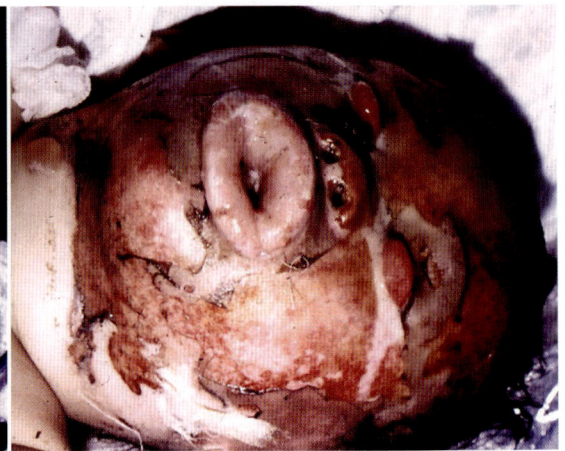

図 6. 早期眼科的診察評価の必要性．顔面熱傷は高度浮腫となる．

飛入物による角膜・強膜損傷，眼球損傷で虹彩脱出，前房出血などを認める場合（図5）は眼瞼，眼球を圧迫することは禁忌であり（更なる眼球構造組織の破壊を助長する，また洗浄操作も限られる），眼科専門医の緊急診察，治療を依頼する．損傷の程度によるが，治療概略は，異物除去，脱出虹彩などの debridement，角膜・強膜縫合などの眼科緊急手術となる[2]．

3．眼の診察評価

自発開瞼が可能なら開瞼させ，両眼の視力などの機能評価，眼球運動，瞼・球結膜，眼球中央の角膜の状態を評価する．開瞼不可能なら開瞼器（デマル鉤など）を用いるが，受傷機転を参考に眼球損傷の可能性も考慮し愛護的に操作する．

A．眼表層の評価

直視下に眼表層の角膜，強膜，結膜損傷の状態

を評価する．拡大鏡（ルーペ）の使用も有用である．角膜の白濁や潰瘍を認めれば眼科精査が必須であり，これら角膜損傷の程度は携帯型細隙灯，フルオレッセン染色などにより明らかとなる．

B．視力評価

視力は近距離視力表で測定するが広範囲熱傷では現実的でない．まずはおおまかに問題なく普通に見えるか？を尋ねて，指数弁（CF；counts finger），手動弁（HM；hand motion），明暗弁（LP；light perception），0（blind），などを判定する．発語できない場合は首で肯いたり，手で合図させ確認する．眼球損傷があれば対光反射，視力（最低限明暗手動弁，指数弁）をおおまかに記載し，眼球自体に圧をかけないように保護して眼科精査を要請する．

表 1. 角膜損傷の重症度分類

a．Roper-Hall classification

Grade	Corneal injury	Limbal Ischemia	Prognosis
I	Epithelial damage	NO	Good
II	Haze, iris is visible	<1/3	Good
III	Complete epithelial loss, iris details are obscured	Between 1/3〜1/2	Reserved
IV	Opaque cornea with iris and pupil covered	>1/2	Poor

(Roper-Hall, M. J.：Thermal and chemical burns. Trans Ophthalmol Soc UK. 85：631-653, 1965. より引用)

b．Dua classification of corneal burns

Grade	Prognosis	Clinical findings	Conjunctival involvement
I	Very good	0 clock-hours of limbal involvement	0%
II	Good	3 clock-hours of limbal involvement	30%
III	Good	>3〜6 clock-hours of limbal-involvement	>30〜50%
IV	Good to guarded	>6〜9 clock-hours of limbal involvement	>50〜75%
V	Guarded to poor	>9〜12<clock-hours of limbal-involvement	>75〜<100%
VI	Very poor	Total limbal(12-clock hours)involved	Total conjunctiva(100%) involved

(Dua, H. S., et al.：A new classification of ocular surface burns. Br J Ophthalmol. 85：1379-1383, 2001. より引用)

C．眼球異物の精査，注意点など

球結膜，円蓋部の異物の有無を確認し除去する．痛み，異物感，違和感を訴える場合には，局所点眼麻酔を行い，上下眼瞼を翻転し円蓋部を精査する．

これらの診察はできるだけ受傷早期（8 時間以内）に行う．ことが重度顔面熱傷では受傷後数時間を過ぎると，高度の顔面眼瞼腫脹をきたし開瞼が困難となり眼科的の評価は困難となる（図 6）．

眼周囲皮膚熱傷・化学損傷の深度と重症度分類

1．皮膚損傷の深度分類

通常の熱傷と同様に，I 度からIII 度で深度を分類するが，化学損傷の皮膚損傷では，原因物質で修飾され損傷皮膚は多彩で，初期には皮膚の正確な深度判定が困難な場合が多い．このような場合は，現実的には大まかに浅達性か深達性かの推定しかできず，治療経過により判断することとなる．

2．角膜損傷の重症度分類

角膜の再生に関わる角膜輪部の評価により重症度分類がなされる．

4 段階に分けた Roper-Hall 分類（表 1-a）や近年の角膜再生，幹細胞に関する結膜の関与の知見，治療方針の決定や予後判定から，重症例をより細分類しアナログ評価する Dua 分類（表 1-b）が使用される．角膜輪部（limbal）虚血状態が多いほど重症であり，経時的に角膜再生に関わる病変部，眼球表層病変の観察が必要となる[7]．

初期治療

1．眼瞼周囲熱傷皮膚の処置と治療

生食水などによる清浄化後，熱傷深度に合わせて局所治療をする．浅達性の熱傷では軟膏塗布など，II 度熱傷では軟膏ガーゼ，非固着性ドレッシング，各種被覆材などを適用する．深達性であれば感染対策としてゲーベンクリーム®などにも使用するが，眼球保護への配慮，工夫を必要とする．当院では使用する重層塗布法で，軟膏ガーゼをキャリアとしてゲーベンクリーム®を重層塗布し流れ落ちないようにしている．

深度判定困難な化学損傷では，軟膏ガーゼや非固着性ドレッシング材を適用し経過観察をしていくが，受傷後 1 週程度経過すると受傷範囲，深達度も明らかとなる．その後の上皮化の状況と raw surface の範囲を考慮し治療方針を決定する．

2．焼灼した睫毛の処置

焦げた睫毛は先端が脱落し眼球表面，結膜へ落ち込み，痛み，micro-trauma，炎症の原因となる

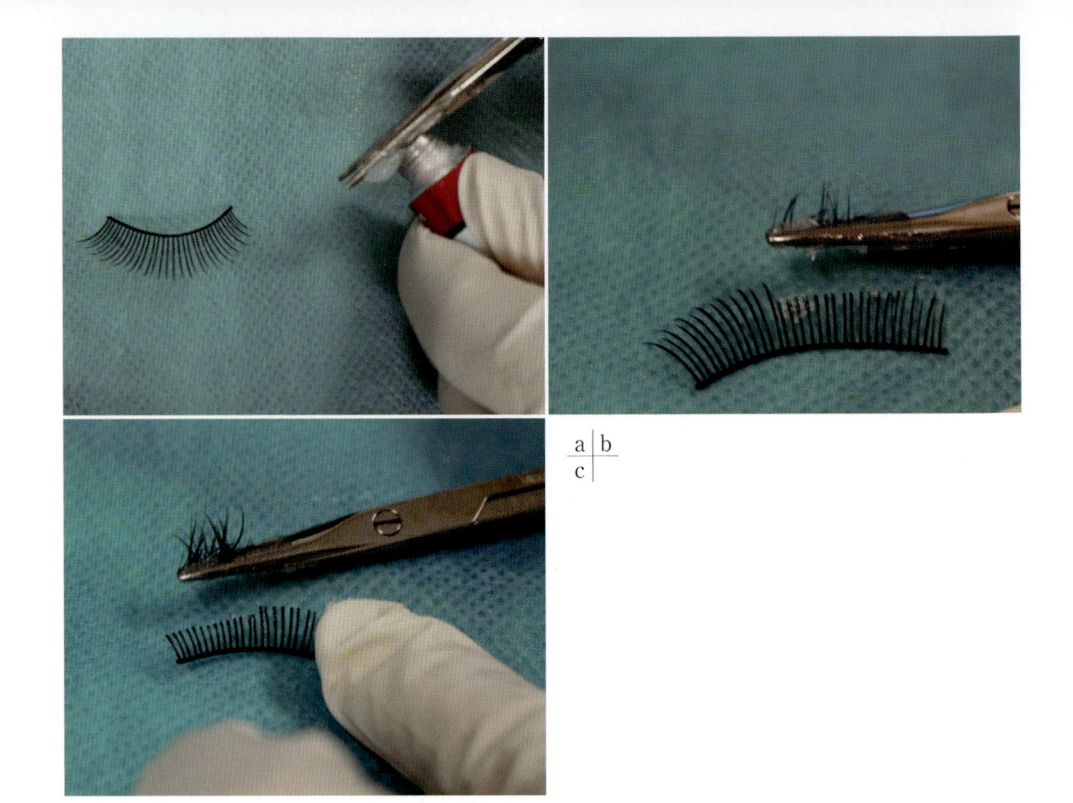

図 7. 焦げた睫毛の処理

抜糸用はさみ(ギザ歯)に軟膏を塗布し，焦げた睫毛先端をトリミングする．軟膏によりカット
した睫毛は落ちない．二次損傷予防目的で焦げた睫毛先端をトリミングする．

のであらかじめ先端を切除処理しておく(図7)．

3．初期眼科的洗浄処置

化学損傷に限らず，熱傷でも洗浄は皮膚，眼球
表面を冷却するのに有効であり，持続的洗浄は眼
球表面の炎症性物質を除去する．化学損傷におい
ては受傷後いかに早く洗浄するかでその後の臨床
経過や予後に重大な影響を及ぼす．

A．受傷現場での救急対応

現場で直ちに水道水など適切な洗浄液が確保で
きない特殊状況下では，眼球表面の原因物質を減
少させる目的では，冷飲料物，毒性のない冷液体
などは緊急時の眼球熱傷に使用可能である．

家庭や受傷時に1人の環境では，痛みによる強
度の閉眼で自己洗浄が十分でない場合が多く，量
的には少なくても結膜囊に留まる．また両眼の損
傷では水道やシャワーの位置も確認できずに，救
助者の援助が必要である．

B．医療施設での初期治療

1）作用時間が短い場合

事故が眼球表面で短い作用時間，残留が短い時
には生理的食塩水，乳酸化リンゲル液にて直ちに
洗浄するのが効果的な方法で，多くの場合，重大
な損傷を予防できる．

2）高濃度や長時間作用した場合

角膜上皮は数秒で損傷され，腐食性物質は組織
内へ浸透圧で取り込まれる．水は希釈効果はある
が，角膜実質と眼内環境に対しては低張であり，
取り込まれ腐食物質を実質内で拡散させ深部損傷
となるので，高張液による洗浄が勧められる．生
理的食塩水は洗浄液として推奨され得るが，涙よ
り低浸透圧であり化学物質の負荷を除去し前房の
pHを正常化するのは困難である(表2)[8]．

適切な洗浄液としては本邦では現在のところ緩
衝液である乳酸化リンゲル液であり，生理的食塩
水より効果的である．Diphoterine は高張両性
多価キレート化剤で，酸，塩基，酸化および還元

表 2. 洗浄液と眼組織の性状

	pH	osmolarity	constituent	buffer capacity
Aqueous humor（房水）	7.4	304	Na, K, Cl, Ca, proteins	0.0008
Stroma（角膜実質）	7.4	420	Na, K, Cl, Ca, S, SO_4 PO_4, proteins, lipids glycosaminoglycans	0.0004
Normal Saline	7.0	290	Na, Cl	0.0002
Phosphate buffer	7.4	260	Na, K, PO_4	0.00625
Lactated Ringer	5〜7.5	280〜309	Na, K, Cl, Ca, lactat	0.00069
BSS（Balanced Salt Solution）	7.2	310	Na, K, Cl, Ca, citrat, acetat	0.001
Diphoterine®, Previn®	7.4	820	Diphoterine, Na, Cl, glycin	0.02

（Kuckelkorn, R., et al. : Emergency treatment of chemical and thermal eye burns. Acta Ophthalmol Scand. 80：4–10, 2002. より引用）

物質アルキル化剤に有効であり，諸外国では化学損傷に対して特化した洗浄液 Previn®（Diphoterine®）が救急治療で能動的除染の第一選択として使用されている．さらに化学工業施設では，同剤の眼洗浄専用ボトルも同梱された緊急洗浄キットが常備され初期洗浄対策がなされている[9]〜[11]．

3）洗浄の方法と注意点

洗浄時には手袋を使用し，洗浄後の流水液による二次被害を予防する．また長時間洗浄に伴う低体温にも留意する．

効果的な救急処置は眼瞼痙攣，疼痛反射に打ち勝つように受動的方法で開瞼させ眼球前面，角膜，結膜，円蓋部を洗浄，全方向に眼球を動かさせ洗浄する．点眼麻酔も疼痛管理として使用する．

両眼であれば同時に，もしくは短時間ずつ交互に洗浄する．

洗浄時には眼球全方向を洗浄し，さらに眼瞼を反転させ異物粒子が残存しないか精査する．セメントやソーダ石灰，ライムなどの残存粒子は水溶し強アルカリ液となりさらに病態が悪化するので乾的除去を行う．

4）洗浄時間について

早期の長時間の洗浄が有効とされている．少なくとも 15 分以上，1,000 ml 以上を使用する．場合によっては数時間の洗浄が必要となる．

洗浄時間と洗浄量は，酸やアルカリであれば pH で決定される．簡易 pH 測定テープを使用し（検尿テープなど代用），中性化するまで行い，その後 30 分間中性が維持されるまで洗浄を続ける．

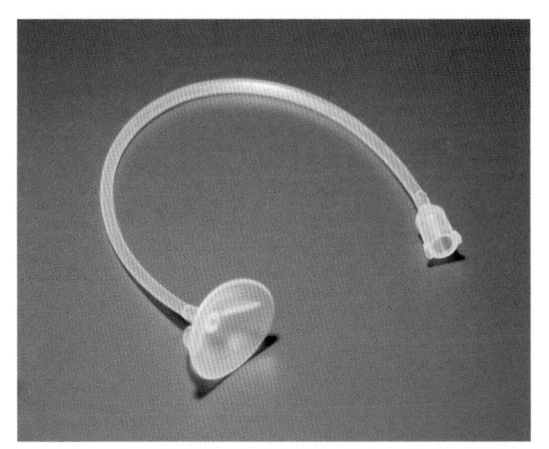

図 8. Morgan Lens
角膜と結膜の持続的な洗浄灌流や薬剤投与に適用
（https://www.morganlens.com より引用）

相当時間経過しても pH が中性化しない場合は，結膜嚢に原因固形粒子が残存していないかをチェックする．円蓋部にあれば違和感，痛みなどを訴える[5]．

長時間の洗浄に有用な洗浄システム（Morgan Lens）[12]などの使用は，洗浄の妨げとなる眼瞼攣縮を回避できるが，利用できない時には Desmarres 鉤，種々の開瞼器などを使用し開瞼させて洗浄する（図 8）．曲げたクリップや点滴チューブやなどを自己細工して持続洗浄するのも一策である．

4．眼科的局所治療

眼科医による治療となるが眼科的初期治療は，① 眼球乾燥予防と目の潤滑維持，② 上皮化促進，③ 抗炎症治療，瘢痕による合併損傷の予防が基本

となる．内科的治療としては，眼科医による治療となるが，洗眼後に湿潤保持の点眼，抗菌剤含有の点眼液もしくは眼軟膏の局所適用，上皮化促進作用を有する抗菌剤眼軟膏の適用，ステロイドの局所点眼，全身投与である．

補助療法として，クエン酸投与による多核白血球遊走防止，蛋白融解酵素やフリーラジカル産生の予防，アスコルビン酸やトコフェロールをスカベンジャーとして投与するなどの方法もある．化学損傷では線維柱帯損傷による眼圧亢進も発症するので緑内障予防のために眼圧測定し必要な投薬や外科治療も行われる[2)5)]．

外科的治療として，眼球表層壊死組織の外科的切除，残存する微粒子の除去も炎症を効果的に下げ有効とされる．

その後の治療としては，遷延性角膜上皮欠損に対して，治療用ソフトコンタクトレンズによる被覆や表皮成長因子投与などの治療もなされている．急性期以降の外科的治療としては，広範囲な遷延性角膜上皮欠損あるいは角膜潰瘍を認めた場合には眼球形状の維持，眼表面の再構築として角膜上皮形成術，角膜輪部移植，羊膜移植や幹細胞移植，培養上皮移植などの再生医療も行われている[13)14)]．

重症の角膜熱傷，化学損傷では，眼表面の評価により，内科的な治療と外科的な治療を組み合わせて視覚機能の保持が図られる．

広範囲熱傷における二次的眼損傷と問題点

1．重症熱傷における眼球表層感染

重症熱傷では初期に眼球表層（角膜，結膜）の損傷を受け，その後感染で悪化する症例もある．広範囲重症熱傷患者は compromised host であり，多種の病原体により眼球表層感染から深部感染まで進み，視機能に重大な機能障害を生じることもある．広範囲熱傷では熱傷面から多剤耐性菌が多く培養され，これらが起炎菌となる．またカンジダをはじめとする各種真菌感染，ウイルス感染も発生する．表層の病原体の監視培養，適切な抗菌

剤の局所・全身的投与が必要となる[15)]．

2．Oribital Compartment Syndrome（OCS）

広範囲熱傷においては，救命目的で細胞外液輸液の投与がなされるが，腹部コンパートメント症候群等と同様に，眼窩という硬組織で取り囲まれた眼球が輸液過多，それに伴う眼周囲の二次的浮腫により，眼球圧（intra occular pressure；IOP）が亢進することで発症する．広範囲熱傷では両側に生じ得る．眼球自体の圧力が高まり，視神経圧迫をきたす．

特に眼瞼周辺皮膚が深達性熱傷で弾力性が失われ，眼瞼下部の組織が腫脹することが OCS を惹起する．急性の眼内圧亢進により前部虚血性視神経症（anterior ischemic optic neuropathy；AION）となり，視力喪失となる．四肢や腹部の非熱傷部のコンパートメントが生じる時には，眼内圧の評価を行う．

眼圧を手指で押して大まかに検査する．正確には tonopen，tonometer 眼圧計による測定で IOP が 30 mmHg を超えると危険性があり，頻回の測定を行い評価する．頭上げ輸液を絞るなどを行うが，触診で眼球が硬く触れ，下眼瞼も固い状態で，眼圧が 30 mmHg 以上持続し OCS が確定的なら，視力保護，AION を予防するために lateral canthotomy を施行し減圧させる．

予防対策と治療としては ACS と同様に過剰輸液とならないように配慮する．患者は症状を訴える状況にないので，輸液量が多くなる場合には，ACS において腹部コンパートメント圧を測定すると同様に，眼圧の測定，視神経の精査を行う[15)]．

3．重症広範囲熱傷における眼球表層問題
1）眼球表層の変化

眼球表層瞬目動作により，上下眼瞼が接触し漿液成分の涙がマイボーム腺から分泌される脂質，結膜胚細胞から分泌される粘液により，油層-水層-粘液層の膜（Tear Film）が作られ，涙の過剰な蒸散を防止し，乾燥防止，角膜上皮層を保護する．また涙液はリゾチームや免疫グロブリンを含有し感染防御機構を担っている．

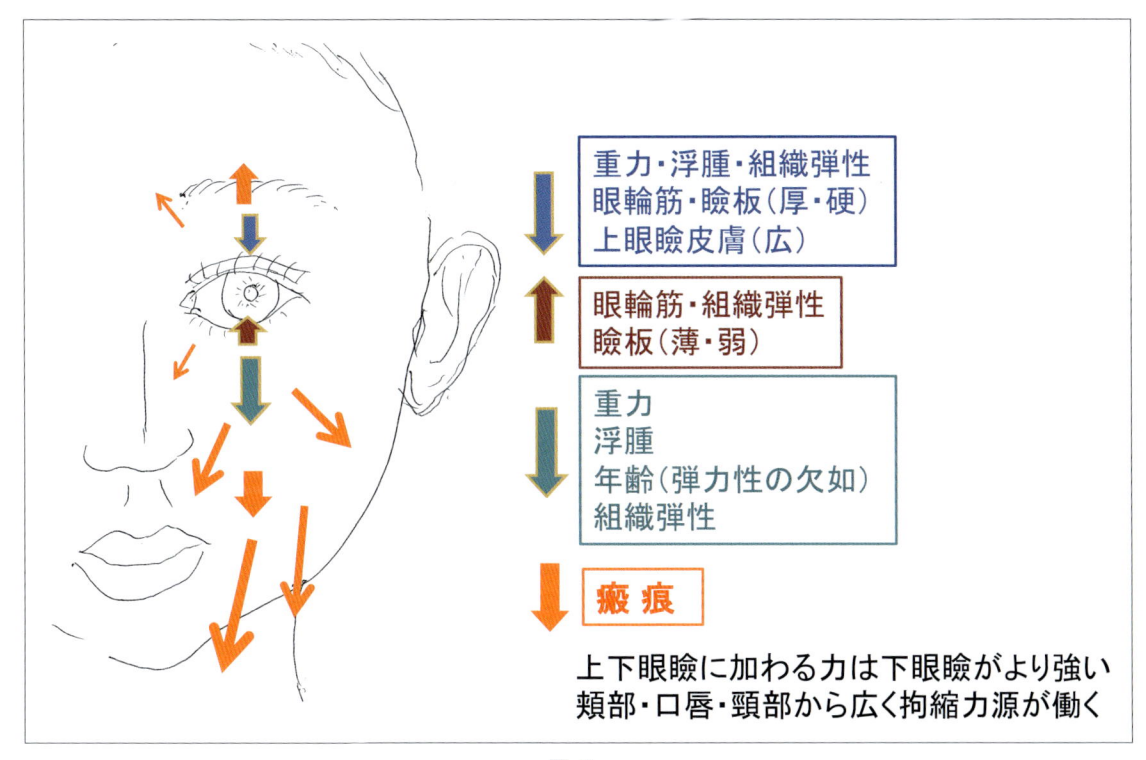

図 9.
（CLINICS IN PLASTIC SURGERY；Burn Care and Management. 27：1. Saunders p87-96, 2000. より改変引用）

広範囲熱傷，気道損傷では二次的な眼瞼周囲皮膚，眼瞼組織の浮腫，呼吸管理のために長期間にわたり鎮静剤，筋弛緩剤が使用されることで，不完全な閉眼，瞬目や涙産生の減少，角膜反射やBell 現象が鈍麻，消失し眼球表面を保護する生理的湿潤滑な Ocular Surface が失われる[17]．

2）眼瞼へ作用する力の変化

広範囲熱傷独自の問題点として，熱傷後の眼瞼への力学的関係が角膜症に影響を与える．

眼瞼は遊離縁でかつ動く組織で，多くの力学的影響を受ける．上眼瞼は皮膚に余裕があり，有意な厚い瞼板も存在し拘縮予防に役立っている．一方下眼瞼ではより尾側へ向かう力が強く，このことは熱傷後遺症として下眼瞼の外反をきたしやすい理由ともなる（図 9）．

広範囲重症熱傷では，眼瞼周囲，頬部，口唇部，さらに頸部熱傷面も加わる連合した拘縮力源が加わることが瞼裂閉鎖不全を引き起こす要因となる．

眼瞼裂の解剖位置関係や，眼瞼皮膚の作用力学関係から露出部は角膜尾側部（時計表示で4時か

ら8時方向）に生じやすく，この部の角膜上皮幹細胞が疲弊して重篤化する傾向にある[18)19]．

3）環境的因子

広範囲重症熱傷では，挿管され，生命維持・監視装置，ライン類などにより，眼球の処置や観察が難しい状況におかれる．

このような広範囲熱傷に特有な要因が組み合わさり，角膜症（keratopathy），角膜表層の破綻，角膜の感染，角膜潰瘍，そして究極には眼球穿孔となり視機能に重大な後遺症を残すことになる．

4．広範囲熱傷における眼瞼周囲熱傷への対策

内科的治療としては，角膜乾燥防止目的の人工涙，眼軟膏の適用，抗生剤点眼，抗炎症薬や上皮化促進目的の各種薬剤，保護角膜レンズの適用などである．

外科的治療としては，眼球表面の湿潤環境を維持するために一時的な tarsorrhaphy もあるが，この適応や方法，手技については多くの意見もある[13]．

重要なことは眼球表層の治療は周辺の増悪因子

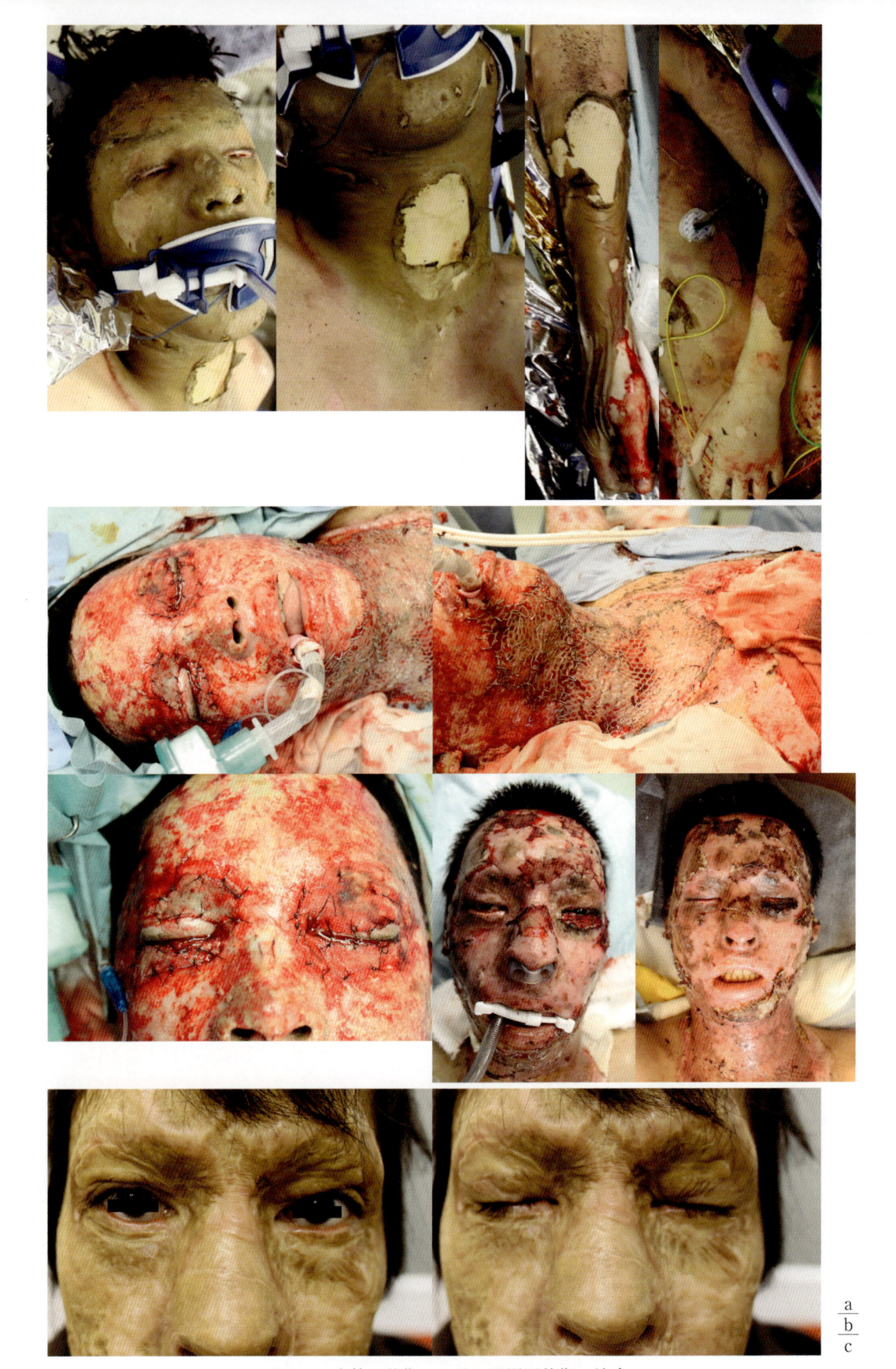

図 10. 広範囲熱傷における眼周囲熱傷の治療

a：広範囲深達性熱傷初診時

b：積極的に眼瞼周囲，頸部の創閉鎖を行う.

c：受傷後 2 年

を除去することであり，この観点から広範囲熱傷では拘縮による影響を最小限にするべく，顔面周囲から頸部にかけての熱傷創面への積極的な創閉鎖を行うことが望まれる．広範囲熱傷での顔面周囲熱傷は保存的治療が優先されるが，深達性で2〜3週で上皮化傾向がなければ積極的な創閉鎖を考慮する[19]．全身状態を考慮し，wet to dry dressing にて保存的 debridement で母床を作成し，薄めのパッチ植皮を行い，できるだけ早急に創閉鎖を図る．拘縮を完全に予防することは困難でも障害を軽減し，後の瘢痕形成治療も用意となる(図10)．

熱傷により引き続き発生する障害は皮膚の欠損，壊死組織が存在するためであり，この壊死組織除去と皮膚欠損を早期に積極的に補うことこそが熱傷による全身的，局所的二次的障害を防止し障害を軽減させることを銘記すべきである．

眼周囲病変を含む広範囲熱傷では救命との兼ね合い，また他の機能的部位(手，関節部)も勘案しながら創閉鎖を進めるか治療戦略が重要となる．

参考文献

1) Artz, C. T., et al.：BURNS A team Approach. pp314-317, Saunders, 1979.
   Summary 古典ではあるが眼周囲熱傷について総説を簡潔に記載.

2) Schrage, N. F., et al.：Eye burns：an emergency and continuing problem. Burns. **26**：689-699, 2000.
   Summary 全般にわたり全てを網羅，必読.

3) 迎 伸彦：化学熱傷．熱傷治療マニュアル．木所昭夫編著．p381-387, 中外医学社，2007.

4) Palo, R., et al.：Chemical burns：Pathophysiology and treatment. Burns. **36**：295-304, 2010.
   Summary 化学熱傷(損傷)についての教科書的記述．必読.

5) Kuckelkorn, R., et al.：Emergency treatment of chemical and thermal eye burns. Acta Ophthalmol Scand. **80**：4-10, 2002.
   Summary 系統立って眼科医が教科書的に記述．新しい治療についても言及.

6) Boozalis, G. T., et al.：Ocular changes from electrical burn injuries. A literature review and report of cases. J Burn Care Rehabil. **12**：452-462, 1991.

7) Gupta, N., et al.：Comparison of prognostic value of Roper Hall and Dua classification systems in acute ocular burns. Br J Ophthalmol. **95**(2)：194-198, 2011.

8) Wiesner, N., et al.：First aid therapy for corrosive chemical eye burns：results of a 30-year longitudinal study with two different decontamination concepts. Graefes Arch Clin Exp Ophthalmol. **257**(8)：1795-1803, 2019.

9) Rihawi, S., et al.：Emergency treatment of eye burns：which rinsing solution should we choose? Graefes Arch Clin Exp Ophthalmol. **244**(7)：845-854, 2006.

10) Langefeld, S., et al.：Use of lavage fluid containing diphoterine for irrigation of eyes in first aid emergency treatment. Ophthalmologe. **100**(9)：727-731, 2003.

11) https://www.prevor.com/en/rinsing-instructions-of-chemical-burns-with-diphoterine-and-hexafluorine-solutions

12) https://www.morganlens.com

13) Malhotra, R., et al.：The Management of eyelid burns. Surv Ophtalmol. **554**：356-371, 2009.
   Summary 病態，初期急性期治療から中期，後期の再建，本稿で記述しなかった rrhaphy などの考え方や手技なども教科書的に解説.

14) 木下 茂：眼の再生医学 Ocular Surface の再生．日眼会誌．**106**(12)：838-869, 2002.
   Summary 角膜上皮と結膜上皮を一体として捉えた治療における，自家移植，角膜上皮形成，allo-stemcell を用いた suspension 培養による重層化と分化，キャリアーの研究など再生医療の研究報告で熱傷の培養表皮移植と関連する示唆に富む研究が凝縮されている.

15) Cabalag, M. S., et al.：Risk factors for ocular burn injuries requiring surgery. J Burn Care Res. **38**(2)：71-77, 2017.

16) Singh, C. N., et al.：Orbital compartment syndrome in burn patients. Ophthalmic Plast Reconstr Surg. **24**(2)：102-106, 2008.

17) Choi, S. O., et al.：Impairment of tear film and the ocular surface in patients with facial burns. Burns. **43**：1748-1756, 2017.

18) Hartford, J. B., et al.：Prevalence and risk factors of exposure keratopathy across different intensive care units. Cornea. **38**(9)：1124-1130, 2019.

19) Sood, R.：Achuer and Sood's Burn Surgery Reconstruction and Rehabilitation. 1st ed. 188-200, Saunders, 2006.

第 46 回日本医学脱毛学会学術集会

会　期：2020 年 2 月 16 日（日）　10：00～16：00
会　頭：堀内祐紀（秋葉原スキンクリニック院長）
会　場：東京国際フォーラム B5
テーマ：医学脱毛の輪をつなぐ

問い合わせ：学会事務局　堀内祐紀（秋葉原スキンクリ
　　　　　　　ニック）
　　　　〒 101-0021　東京都千代田区外神田 4-6-7
　　　　カンダエイトビル 2, 3F
　　　　TEL：03-3256-1213　FAX：03-3256-1216
　　　　Mail：info@akihabara-skin.com

なお，学会関連行事として，2 月 15 日（土）12：00～17：
00 に秋葉原スキンクリニックにて，レーザーデモンスト
レーション，針脱毛講習会を開催いたします．

第 31 回日本眼瞼義眼床手術学会

会　期：2020 年 2 月 22 日（土）
会　長：垣淵正男（兵庫医科大学形成外科学講座　主任教
　　　　　授）
会　場：兵庫医科大学平成記念会館
　　　　〒 663-8124 兵庫県西宮市小松南町 2-6
　　　　TEL：0798-45-6753
テーマ：様々な視点から
HP：http://plaza.umin.ac.jp/~gigan31/
演題募集期間：2019 年 10 月 8 日（火）～2019 年 11 月 13
　　　　　　　日（水）
事務局：兵庫医科大学形成外科
　　　　第 31 回眼瞼義眼床手術学会事務局
　　　　〒 663-8501 兵庫県西宮市武庫川町 1 番 1 号
　　　　Tel：0798-45-6753　Fax：0798-45-6975
　　　　Email：gigan31@hyo-med.ac.jp

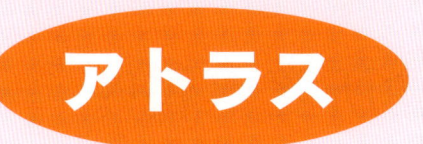

きずの きれいな 治し方

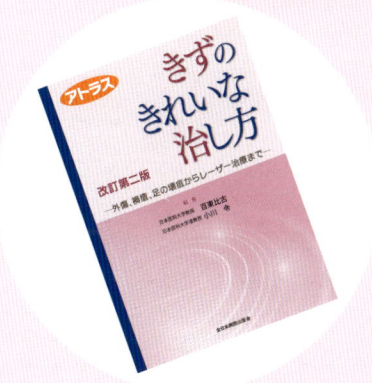

改訂第二版

―外傷、褥瘡、足の壊疽からレーザー治療まで―

編集／日本医科大学教授　百束比古　　日本医科大学准教授　小川　令

2012年6月発行　オールカラー　B5判　192頁　定価（本体価格5,000円＋税）

「きず」をいかに少なく目立たなくするかをコンセプトとして、
オールカラーアトラス形式はそのままに、**詳細な縫合法、褥瘡、
瘢痕拘縮**など、内容を**大幅ボリュームアップ**して**大改訂！**
「きず」を診る全ての医師、看護師の方々、是非手にお取り下さい！

（株）全日本病院出版会

〒113-0033　東京都文京区本郷3-16-4
TEL：03-5689-5989　FAX：03-5689-8030
www.zenniti.com

FAX による注文・住所変更届け

改定：2015 年 1 月

毎度ご購読いただきましてありがとうございます．

読者の皆様方に小社の本をより確実にお届けさせていただくために，FAX でのご注文・住所変更届けを受けつけております．この機会に是非ご利用ください．

◇ご利用方法

FAX 専用注文書・住所変更届は，そのまま切り離して FAX 用紙としてご利用ください．また，注文の場合手続き終了後，ご購入商品と郵便振替用紙を同封してお送りいたします．**代金が 5,000 円をこえる場合，代金引換便とさせて頂きます．**その他，申し込み・変更届けの方法は電話，郵便はがきも同様です．

◇代金引換について

本の代金が 5,000 円をこえる場合，代金引換とさせて頂きます．配達員が商品をお届けした際に，現金またはクレジットカード・デビットカードにて代金を配達員にお支払い下さい(本の代金＋消費税＋送料)．(※年間定期購読と同時に 5,000 円をこえるご注文を頂いた場合は代金引換とはなりません．郵便振替用紙を同封して発送いたします．代金後払いという形になります．送料は定期購読を含むご注文の場合は頂きません)

◇年間定期購読のお申し込みについて

年間定期購読は，1 年分を前金で頂いておりますため，代金引換とはなりません．郵便振替用紙を本と同封または別送いたします．送料無料，また何月号からでもお申込み頂けます．

毎年末，次年度定期購読のご案内をお送りいたしますので，定期購読更新のお手間が非常に少なく済みます．

◇住所変更届けについて

年間購読をお申し込みされております方は，その期間中お届け先が変更します際，必ずご連絡下さいますようよろしくお願い致します．

◇取消，変更について

取消，変更につきましては，お早めに FAX，お電話でお知らせ下さい．

返品は，原則として受けつけておりませんが，返品の場合の郵送料はお客様負担とさせていただきます．その際は必ず小社へご連絡ください．

◇ご送本について

ご送本につきましては，ご注文がありましてから約 1 週間前後とみていただきたいと思います．お急ぎの方は，ご注文の際にその旨をご記入ください．至急送らせていただきます．2〜3 日でお手元に届くように手配いたします．

◇個人情報の利用目的

お客様から収集させていただいた個人情報，ご注文情報は本サービスを提供する目的(本の発送，ご注文内容の確認，問い合わせに対しての回答等)以外には利用することはございません．

その他，ご不明な点は小社までご連絡ください．

株式
会社　**全日本病院出版会**　〒 113-0033 東京都文京区本郷 3-16-4-7F
電話 03(5689)5989　FAX03(5689)8030　郵便振替口座 00160-9-58753

FAX 専用注文書

形成・皮膚 1911

年　月　日

○印	PEPARS	定価(消費税込み)	冊数
	2020 年 1 月〜12 月定期購読(送料弊社負担)	42,020 円	
	PEPARS No. 147 **美容医療の安全管理とトラブルシューティング** 増大号	5,720 円	
	PEPARS No. 135 **ベーシック＆アドバンス 皮弁テクニック** 増大号	5,720 円	
	バックナンバー(号数と冊数をご記入ください) No.		

○印	Monthly Book Derma.	定価(消費税込み)	冊数
	2020 年 1 月〜12 月定期購読(送料弊社負担)	42,130 円	
	MB Derma. No. 288 **実践！皮膚外科小手術・皮弁術アトラス** 増大号 新刊	5,280 円	
	MB Derma. No. 281 **これで鑑別は OK！ダーモスコピー診断アトラス** 増刊号	6,160 円	
	MB Derma. No. 275 **外来でてこずる皮膚疾患の治療の極意** 増大号	5,280 円	
	バックナンバー(号数と冊数をご記入ください) No.		

○印	瘢痕・ケロイド治療ジャーナル		
	バックナンバー(号数と冊数をご記入ください) No.		

○印	書籍	定価(消費税込み)	冊数
	グラフィック リンパ浮腫診断—医療・看護の現場で役立つケーススタディ—	7,480 円	
	整形外科雑誌 Monthly Book Orthopaedics 創刊 30 周年記念書籍 **骨折治療基本手技アトラス**	16,500 円	
	足育学　外来でみるフットケア・フットヘルスウェア	7,700 円	
	ケロイド・肥厚性瘢痕 診断・治療指針 2018	4,180 円	
	実践アトラス 美容外科注入治療　改訂第 2 版	9,900 円	
	ここからスタート！眼形成手術の基本手技	8,250 円	
	Non-Surgical 美容医療超実践講座	15,400 円	
	カラーアトラス 爪の診療実践ガイド	7,920 円	
	皮膚科雑誌 Monthly Book Derma. 創刊 20 年記念書籍 **そこが知りたい 達人が伝授する日常皮膚診療の極意と裏ワザ**	13,200 円	
	創傷治癒コンセンサスドキュメント—手術手技から周術期管理まで—	4,400 円	

○	書 名	定価	冊数	○	書 名	定価	冊数
	複合性局所疼痛症候群(CRPS)をもっと知ろう	4,950 円			カラーアトラス 乳房外 Paget 病—その素顔—	9,900 円	
	スキルアップ！ニキビ治療実践マニュアル	5,720 円			超アトラス眼瞼手術	10,780 円	
	見落とさない！見間違えない！この皮膚病変	6,600 円			イチからはじめる 美容医療機器の理論と実践	6,600 円	
	図説 実践手の外科治療	8,800 円			アトラスきずのきれいな治し方 改訂第二版	5,500 円	
	使える皮弁術　上巻	13,200 円			使える皮弁術　下巻	13,200 円	
	匠に学ぶ皮膚科外用療法	7,150 円			腋臭症・多汗症治療実践マニュアル	5,940 円	
	化粧医学—リハビリメイクの心理と実践—	4,950 円					

お名前　フリガナ　　　　　　　　　　　　　　印　　　診療科

ご送付先　〒　　−

□自宅　　□お勤め先

電話番号　　　　　　　　　　　　　　　　　□自宅　□お勤め先

バックナンバー・書籍合計 5,000 円以上のご注文は代金引換発送になります

—お問い合わせ先—
㈱全日本病院出版会営業部
電話 03(5689)5989

FAX 03(5689)8030

全日本病院出版会行

FAX 03-5689-8030

年　　月　　日

住 所 変 更 届 け

お名前	フリガナ	
お客様番号		毎回お送りしています封筒のお名前の右上に印字されております8ケタの番号をご記入下さい。
新お届け先	〒　　　　　　　都道 　　　　　　　　府県	
新電話番号	（　　　　　）	
変更日付	年　　月　　日より	月号より
旧お届け先	〒	

※ 年間購読を注文されております雑誌・書籍名に✓を付けて下さい。
- ☐ Monthly Book Orthopaedics （月刊誌）
- ☐ Monthly Book Derma. （月刊誌）
- ☐ 整形外科最小侵襲手術ジャーナル （季刊誌）
- ☐ Monthly Book Medical Rehabilitation （月刊誌）
- ☐ Monthly Book ENTONI （月刊誌）
- ☐ PEPARS （月刊誌）
- ☐ Monthly Book OCULISTA （月刊誌）

FAX 03-5689-8030

全日本病院出版会行

PEPARS

バックナンバー一覧

各号定価 3,000 円＋税. ただし, 増大号のため, No. 111 は, 定価 5,000 円＋税, No. 123, 135, 147 は定価 5,200 円＋税. 在庫僅少品もございます. 品切の場合はご容赦ください.
(2019 年 10 月現在)
本頁に掲載されていないバックナンバーにつきましては, 弊社ホームページ(www.zenniti.com)をご覧下さい.

2020 年 年間購読 受付中！
年間購読料 42,020 円(消費税 10%込) (送料弊社負担)
(通常号 11 冊＋増大号 1 冊：合計 12 冊)

click

全日本病院出版会 検 索

PEPARS　No.155

2019 年 11 月 15 日発行（毎月 1 回 15 日発行）
定価は表紙に表示してあります．
Printed in Japan

発行者　　末 定 広 光
発行所　　株式会社　全日本病院出版会
〒113-0033　東京都文京区本郷 3 丁目 16 番 4 号
電話（03）5689-5989　Fax（03）5689-8030
郵便振替口座 00160-9-58753

印刷・製本　三報社印刷株式会社　　　　電話（03）3637-0005
広告取扱店　㈱日本医学広告社　　　　　電話（03）5226-2791

© ZEN・NIHONBYOIN・SHUPPANKAI, 2019